圆运动古中医思想与十三鬼穴临床应用

孟宪军　李　鹏◎主　编

中国健康传媒集团·北京

中国医药科技出版社

内容提要

　　本书是一部融合古典医理与现代临床的创新专著，旨在利用"圆运动"古中医思想解析十三鬼穴的临床应用。本书不仅详细介绍了"圆运动"古中医思想的理论基础、发展及其在十三鬼穴中的应用，还聚焦于十三鬼穴的临床应用，包括穴位的定位、主治功能、针刺方法等详细阐释。其间考据《黄帝内经》《备急千金要方》《针灸大成》等大量古典医籍，同时也吸收了十三鬼穴的现代研究及临床经验，旨在为揭开十三鬼穴的神秘面纱做出一定的贡献。本书融合古典圆运动理论与现代神经科学，为精神疾病针灸诊疗提供系统化临床方案与科研创新视角，适合中医药院校师生、临床医师、科研人员及中医爱好者研习。

图书在版编目（CIP）数据

圆运动古中医思想与十三鬼穴临床应用 / 孟宪军，李鹏主编 . -- 北京：中国医药科技出版社，2025.7.
ISBN 978-7-5214-5361-4

Ⅰ . R224.2

中国国家版本馆 CIP 数据核字第 20256S3P78 号

美术编辑　陈君杞
版式设计　南博文化

出版　**中国健康传媒集团** | 中国医药科技出版社
地址　北京市海淀区文慧园北路甲 22 号
邮编　100082
电话　发行：010-62227427　邮购：010-62236938
网址　www.cmstp.com
规格　710×1000mm $^1/_{16}$
印张　10 $^3/_4$
字数　194 千字
版次　2025 年 7 月第 1 版
印次　2025 年 7 月第 1 次印刷
印刷　天津市银博印刷集团有限公司
经销　全国各地新华书店
书号　ISBN 978-7-5214-5361-4
定价　**45.00 元**

获取新书信息、投稿、为图书纠错，请扫码联系我们。

《圆运动古中医思想与十三鬼穴临床应用》
—— 编委会 ——

　　中医起源阶段可以追溯至公元前3000年，天地之气"运而不息""动而不止""运动"乃气之根本属性，"圆"乃气之运动轨迹。人与天地相参也，清代黄元御以黄帝、岐伯、秦越人、张仲景为四圣，擢中医经典理论著《四圣心源》，近代医家彭子益承此阐发"圆运动"理论，圆运动实源自《内经》气机升降理论，结合阴阳、五行、五脏、气血等运动变化。

　　十三鬼穴首载于唐代大医孙思邈所著的《备急千金要方》。其云："扁鹊曰：百邪所病者，针有十三穴也。"秦越人即扁鹊，十三鬼穴与圆运动理论同源，在神志病症的调节作用最为突出，神志病大法重在调神、调气、调形，亦与圆运动理论暗合。十三鬼穴中督脉三穴、任脉二穴，督脉总督诸阳，上入络于脑，"脑为元神之府"，所以人的神志活动、脏腑功能均与督脉有关。任脉行于腹部正中，为"阴脉之海"，合用则调和一身之阴阳，可能是治疗神志疾病的作用机制之一。

　　随着现代疾病谱变化，神志病发病率逐年提高，十三鬼穴囿于名称中鬼穴二字，临床应用推广受到影响，然其在中医脑病等多种疾病中的佳效值得深入研究。本书拟借助圆运动的中医理论，从气机升降等角度解析十三鬼穴疗疾医理。

　　本书的编写，旨在利用"圆运动"古中医思想解析十三鬼穴的临床应用。

本书不仅详细介绍了"圆运动"古中医思想的理论基础、发展及其在十三鬼穴中的应用，还聚焦于十三鬼穴的临床应用，包括穴位的定位、主治功能、针刺方法等。其间考据《黄帝内经》《备急千金要方》《针灸大成》等大量古典医籍，同时也吸收了十三鬼穴的现代研究及临床经验，希望借此为揭开十三鬼穴的神秘面纱做一些工作。

　　本书适合中医从业者及相关专业的学生参阅。对于圆运动理论解析十三鬼穴及十三鬼穴的临床应用，本书都提供了详尽的解答与指导。

余临证三十载有余，深知情志为病，其本在气机失圆，其标在脑神失驭。今观彭子益先生"中土为轴，四维如轮"之圆运动精义，与吾调神治郁之道若合符契，更与古传十三鬼穴之玄机暗合。故欣然为是书作序，以彰气化圆通之理。

郁病之机：圆运动失序，脑神失统。《灵枢·口问》云："悲哀愁忧则心动，心动则五脏六腑皆摇。"情志内伤，首损肝木疏泄之机——左升不及则气郁化火，右降失常则痰瘀壅滞。此轮轴失运，终致脑窍失养，神机蒙蔽。正如《备急千金要方》所言"百邪癫狂"，实乃气机逆乱、阴阳乖隔之候。十三鬼穴名曰"鬼"者，正指此等神志恍惚、如鬼所凭之态，其治在调气，非言怪力乱神。

古穴新诠：十三鬼穴即调圆之枢。余治郁首重百会、印堂，盖因百会为督脉与六阳之会，如天元之极，统摄诸经升降；印堂居神庭之下，为安脑定神之要冲。此正与"水沟（鬼宫）通任督、醒脑开窍"之理相承，皆执圆运动之枢纽以运周天。至若临证配穴，更见圆机活法：①疏肝复升：取四关（合谷、太冲）——合谷属阳明主降，太冲属厥阴主升，恰如左轮升发之力。此法与刺少商（鬼信）泄金郁、启气机之妙，异曲同工。②降火安神：配后溪、申脉（鬼路）——后溪通督清心，申脉引阳入阴，乃右轮肃降之机。尤治肝郁化火之躁扰不寐，效如桴鼓。③交济心肾：用照海（鬼路）、列缺——照海滋肾水，列缺宣肺气，正是"心火下煦肾水"之圆运动关键。④涤痰开窍：刺劳宫（鬼窟）、大陵（鬼心）——心包代心受邪，二穴清心豁痰，护脑神清明。

圆通古法，启钥新机。是书以圆运动解十三鬼穴，直指"调气即调神，复圆则神安"之真谛。其价值有三：

一者，使古穴玄机得气化理论支撑，破"鬼穴"玄虚之惑；

二者，为"调神治郁体系"证道，亦可纳入圆运动框架；

三者，开现代情志病治疗新途：以鬼穴为刃，圆运动为法，解郁病于气机未乱之先。

今孟教授团队心血付梓之际，寄望同仁，执圆机活法，运古穴于针下；以气化之钥，拨心神之阴翳。

符文彬
乙巳年仲夏于穗城

第一章　　圆运动理论

第一节　圆运动理论源流

中医起源阶段可以追溯至公元前3000年，我们的祖先为了生存和繁衍，不断地观察自然，探索自然规律，探讨生命的奥秘及人与自然的关系。经历了漫长的历史时期，人们逐渐形成了特有的自然哲学观念和朴素的辩证法思想。天地之气"运而不息""动而不止""运动"乃气之根本属性，"圆"乃气之运动轨迹，医中先哲昼参日影、夜考极星，总结天地之气的运行规律，而后始有"中医学"。"圆运动"理论找到"中医学"传承断层之脉络，为往圣继绝学，为后世开新篇。

中医学起源于中国传统哲学，《黄帝内经》（以下简称《内经》）《难经》《神农本草经》《伤寒杂病论》的先后成书，标志着中医学理论体系的确立。中医学术流派分类多样，唐宋以前的医学被称为古中医学（派），因部分医家认为唐宋及以后，诸多学派未能继承《内经》主旨、医圣张仲景的正统，或多或少存在偏颇。古中医学派强调大气、阴阳、五行、十二经气、气机的升浮降沉运动、药物的四气五味等，可以说古中医学蕴含着丰富的圆运动思想，圆运动思想在一定程度上把握了中医学的基本内涵，是对中医本源的认识，是对古中医学的系统研究和总结。为了继承和发扬古中医学，有必要对圆运动思想进行梳理，研究其来龙去脉。

一、圆运动起源——圆运动思想

《说文解字》云："圆而神。"《易经·系辞传》："天道曰圆，地道曰方。"清代段玉裁《说文解字注》云："圆者天体。天屈西北而不全。圆而全，则上下四旁如一，是为浑圆之物。浑圆则无不均之处也。"似认为圆有完全对称之意，引申为不偏倚、完备、周全、宛转、滑利、使之运转无碍、圆合、圆整、圆融等义。其基本意义一是运动和结构有规则，规而不折，强而不硬，软而不弱，二是运动以旋转为基本形式，三是运动是流畅圆润的。人类从一开始就在探索宇宙和生命的真相及自然界万事万物运动变化的规律，中国的先知先哲认识到万事万物以圆道的形式，即以圆周运动形式不断变化、生亡、转型。可谓"大道至简至易"。圆是最理想的物质存在实体，最完美的运动规律的体现。圆运动十分恰当地描述了万事万物周期往复，一环接连一环，相互化生，无始无终，无穷无尽的运动变化规律。可以说，圆运动是对宇宙自然变化规律的一种准确描述、合理解说、总结提升。古中医学是人身与宇宙，同一大气的物质势力圆运动之学说。人秉阴阳圆运动之大气而生，大气中阴阳五行是圆运动着的，人身也有阴阳五行，亦是圆运动着的。人之五行，土居中，木火金水居四维。中土之气旋转于中央，木火金水之气升降于四维。中气当中有四维之气，四维当中又有中气。中气如轴，四维如轮。运动圆是中医之生理，轴运轮行，轮运轴灵，轴则旋转于内，轮则升降于外。运动不圆是中医之病理，轴不旋转，致轮不升降，或轮不升降，致轴不旋转。运动不圆用药或针灸等以恢复其圆是中医之医理。

二、圆运动思想的沿革

关于圆运动思想的沿革，可以概括为起源、萌芽、形成、发展、成熟、继承与创新6个阶段。目前认为中医圆运动思想起源于河图洛书，萌芽于先后天八卦和《周易》，形成于《内经》《伤寒杂病论》，发展完善于《辅行诀脏腑用药法要》《脾胃论》《四圣心源》等著作，成熟于《圆运动的古中医学》，继承与创新于现代，以李可为代表。

1.圆运动思想的起源

圆运动思想起源于河图洛书。河图洛书是上古时期的传说，在西汉和先秦的典籍中有记载，其首次见于《尚书·顾命》中"大玉，夷玉，天球，河图在东序"，《论语·子罕》中也有记载："凤鸟不至，河不出图。"相传圣人择河图洛书画先后天八卦，《易经·系辞传》载："是故天生神物，圣人则之；天地变化，圣人效之；天垂象，见吉凶，圣人象之；河出图，洛出书，圣人则之。"在伏羲时代，有龙马从黄河出现，背负"河图"，有神龟从洛水出现，背负"洛书"。河图洛书是象数的结合，描述了天体的运行规律和人所居住的生存空间，相传河图洛书是燧人氏所创造。河图洛书是中华文化的起源，其含义非常丰富和深奥。

河图　河图（图1-1）由数量不等的黑点和白点组成，一、三、五、七、九用白点表示，二、四、六、八、十用黑点表示。点的白色，是代表大气的阳性。点的黑色，是代表大气的阴性。下方一点，代表大气之下沉。上方两点，代表大气之上浮。左方三点，代表大气之上升。右方四点，代表大气之下降。中央五点，代表沉浮升降的中气。中央五点，加五点为十点，代表中气中有四维之气，为阴阳化合的圆运动个体的枢轴。下方一点加五点为六点，代表沉气之中有中气。沉气之中有中气，则下沉仍然上浮，以成

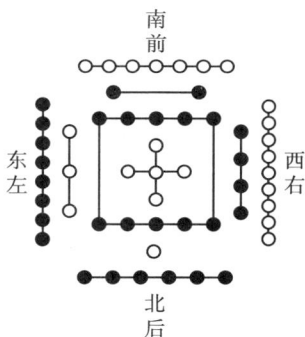

图1-1　河图

其为圆运动。上方二点加五点为七点，代表浮气之中有中气。浮气之中有中气，则上浮仍然下沉，以成其为圆运动。左方三点加五点为八点，代表升气之中有中气。升气之中有中气，则左升仍然右降，以成其为圆运动。右方四点加五点为九点，代表降气之中有中气，降气之中有中气，则右降仍然左升，以成其为圆运动。白点加入黑点代表阳中有阴。黑点加入白点代表阴中有阳。言阳性为直上之性，阴性为直下之性，直上直下不能成圆运动，必阴阳化合，然后不直上不直下而成圆运动。然必上下左右皆含有中气，然后能成整个圆运动。

洛书　洛书（图1-2）外形为方形，书中阳数一、三、七、九居于四正位，阴数二、四、六、八

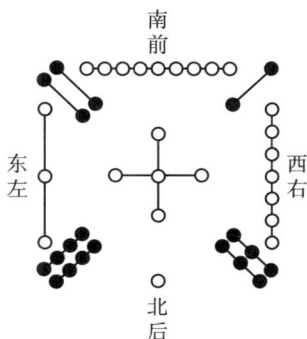

图1-2　洛书

居于四偏位，五居中宫。其横、竖、斜每条边的和均为十五，这是圆的直径的特点，所以说圆运动的规律也体现在洛书当中。

2.圆运动思想的萌芽

圆运动思想的萌芽起于先后天八卦和《周易》。先后天八卦（图1-3）本乎于河洛，河洛为体，先后天八卦为用。伏羲氏受"图""书"之启发，而创阴阳以宗天地，发明八卦以类万物群情。阴阳实为伏羲氏所创，可以说道起源于伏羲，因道不易传，伏羲以易传于后世，以阴爻为阴，以阳爻为阳，根据河图演绎出了先天八卦。周文王根据洛书演绎出了后天八卦。八卦图将四维之气进行细分，也是将一年的大气进行细分。八卦的卦名为震、巽、离、坤、兑、乾、坎、艮。震巽者，东方之称，春气之位。离者，南方之称，夏气之位。兑乾者，西方之称，秋气之位。坎者，北方之称，冬气之位。坤者，南西两方之间之称，中气之位。艮者，北东两方之间之称，中气之位。八卦图表示造化之成，只是太阳的热，经秋降入地面之下的水中，又经春由水中升出地面上来，又经秋由地面降入水中，升极而降，降极而升，升降不已，所以成为圆运动。

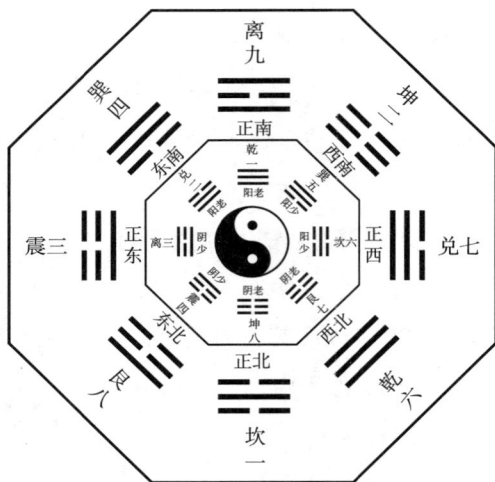

图1-3　先后天八卦

3.圆运动思想的形成

圆运动思想形成于《黄帝内经》《伤寒杂病论》，这两部中医经典将气、阴阳、五行应用于人身，并与人体脏腑经络相结合。

《黄帝内经》《黄帝内经》（以下简称《内经》）作为医家之宗，圆运动思想实际应用于人体就是从《内经》开始，代表的篇章就是《四气调神大论》。其中体现的圆运动雏形不仅表现在人体内五脏的运动，也体现在对宇宙气机推演、自然气候的描述。圆运动的基本方式论述源于《内经》原文与后世发挥。自然界的圆运动主要体现在人类观察天体的圆周运动及气候转变，人体内的圆运动则可以总结为气机升降出入的有序进行，十二经气升降失常及运动不圆则为病。气机运转之枢机主要在于后天脾胃的升降，以保证肾中真阳潜于肾水，保持人体阴平阳秘的平衡状态。阴平阳秘，精神乃治。

《伤寒杂病论》《伤寒杂病论》是方书之祖，第一部理法方药完备、理论联系实际的临床著作。它以六经作为辨证论治的纲领，将六经作为人体的生理，荣卫之气作为人身的表气，荣卫交合是生理，外感后荣卫分离是病理。脏腑作为人身的里，三阴为脏，三阳为腑，脏腑之间阴阳交合是生理，阴阳分离则病寒热燥湿。手足少阳经气作为人身的半表半里，手足少阳升降和顺是生理，少阳经气不利是病理。可见，《伤寒杂病论》反映出六经运动圆为人体生理，六经运动不圆为人体病理。《伤寒杂病论》特别重视中气，处方用药皆在保中气、存津液（图1-4）。

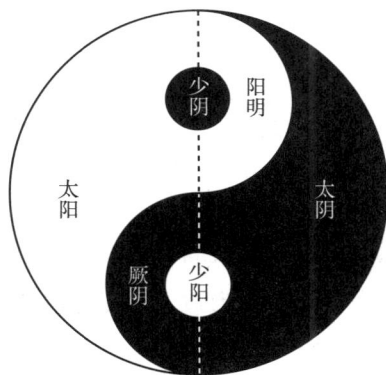

图1-4　六经运动圆示意图

4.圆运动思想的发展与完善

圆运动思想发展完善于《辅行诀脏腑用药法要》《脾胃论》《四圣心源》等著作。

《辅行诀脏腑用药法要》（以下简称为《辅行诀》）《辅行诀》是敦煌藏经洞遗存的古医经，题为"梁·华阳隐居陶弘景撰"，该书是陶隐居辑录《汤液经法》等古医经而成，论治多据《汤液经法》。书中载有五行互含五味变化，与《内经》所本类同。《辅行诀》据此制画出五味五脏补泻生克图（图1-5），还附列了五脏大小补泻方，组方原理尽在气味的变化，故《辅行诀》载："此图乃《汤液经法》尽要之妙，学者能谙于此，医道毕矣。"

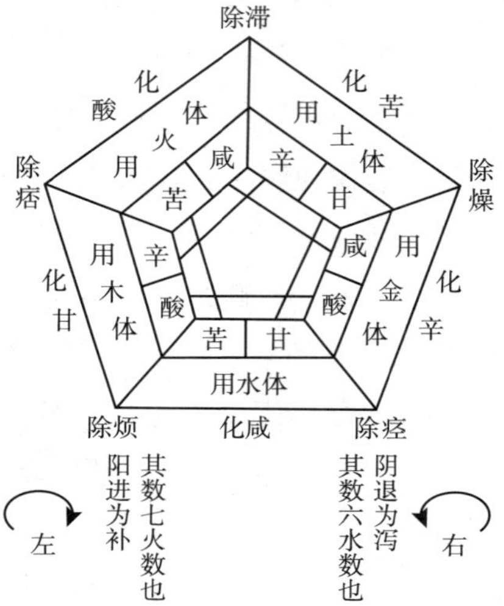

图1-5　五味五脏补泻生克图

《脾胃论》　后世医家大多秉承"重中"理念，李东垣继承而不泥古，立足"中土"而创立"补土派"，当然李东垣侧重于探讨内伤脾胃而引起的脏腑功能的失常。东垣所述的阴火，即气虚发热，本质是中气不足，中焦脾胃及脏腑气机的升降失调，火气不降而生热。甘温除热法实际上是调节脾胃及脏腑全身气机。甘温之剂补益中气，其目的在于使中气旺，俾中焦脾胃升降恢复，从而调畅脏腑全身气机升降，火气下降则不发热。

《四圣心源》　黄元御的《四圣心源》为"诸书之会极"，全面反映了黄氏"天人合一，一气周流，土枢四象"的学术特点。人之五行，土居中，木火金水居四象。中土脾胃为人体阴阳升降的枢轴，枢轴运动，阴阳相交。阴阳相交分化为木火金水。阳交阴，阴升化阳，阳升于左为肝木，升于上为心火；阴交阳，阳降化阴，阴降于右为肺金，降于下为肾水。黄氏提出的扶阳抑阴、崇补火土、重视六气的学术思想，独居医家一宗。可谓"长沙而后，一火薪传，非自尊也"。

5.圆运动思想的成熟

圆运动思想成熟于《圆运动的古中医学》，其作者是清末民初著名白族医学家彭子益。彭氏是实验系统古中医学派创始人，李可尊称他为"中医复兴之父"。

彭子益出言诙谐辛辣，孤傲不驯，才学过人，识见超迈不与同道合。少年时代就对医道情有独钟，精心研读传统中医理论典籍，达到了辨识透辟、由博返约的层次。成年后，先后到重庆和成都国医学院任教，后在清廷太医院当宫廷医师，从而乘机大量阅读了密藏在深宫中的珍贵中医典籍，医学造诣更是一日千里。辛亥革命清帝退位以后，他先后到太原、南京、云南、成都、广西等地教学。《圆运动的古中医学》首次提出"圆运动"一词，以易经河图中气升降圆运动之理，构建人体气化圆运动模型，该模型以"天人合一"为构建原理，以"中气为轴、四维为轮"为模型框架，以"相火升降浮沉周流全身"为运作机制，体系完整，自成一家，批判地继承和发展了古中医学，成为当代中医学的入门向导，成功阶梯。

6.圆运动思想的继承与创新

圆运动思想继承与创新于现代，以李可为代表。《圆运动的古中医学》称得上彭氏的遗书，因为彭氏一生四处讲学，先后31次修订讲稿，生前未能将此讲稿出版，在其去世后，这些讲稿分散在全国各地。李可苦苦搜求彭氏遗书达半个世纪之久，终于在2006年将彭氏遗书基本搜集齐全。李可是当代中医急救第一人，其极力推崇圆运动思想，并将六经作为人体的生理，临床之际独重六经辨证。他认为病可以有千种万种，病机则不出六经八纲之范围，伤寒六经辨证之法，使我们洞悉病源，统病机而挽万病之牛耳，则万病无所遁形。据四诊八纲以识主证，析证候以明病机，按病机立法、遣方、用药，如此则虽不能尽愈诸疾，庶几见病知源，少犯错误。临证之际，不但不要固执于西医的病名，有时连中医的病名也无须深究。

近年来，对于复兴中医学、发展中医学的探索非常多。全面继承，系统整理是中医学发展的重要途径。中医学是中华民族数千年灿烂文化之根和安身立命之圭臬，古中医学派是中医之正统。中医复兴的途径之一，就是好好研究和继承古中医学。圆运动思想能更好地引导我们去体悟中医，它与中医学天人相应观是一致的，虽然"圆运动"一词在近代才出现，但是正统的中医学理论的确含有圆运动思想，它是天然的，客观存在的。如果中医之一气、阴阳、五行、六气、十二经气、药的气味理论等脱离了圆运动思想，就是脱离了客观实际，违背了自然规律，中医将成为伪中医。目前，圆运动思想的沿革研究还处在初期阶段，对古中医学的研究也需要进一步加强。

三、人体气机圆运动的理论应用

1.阴阳环抱圆运动

《易经·象传》指出："大哉乾元，万物资始，乃统天；至哉坤元，万物资生，乃顺承天。"《易经·说卦传》指出："天地定位，山泽通气，水火不相射，八卦相错。"乾为天，天为"阳"；坤为地，地为"阴"，为万物资生之所，天阳不能自生万物，地阴则顺成天阳之气而化生万物，此乃先天八卦之"天地定位"。《易经·系辞传》指出："天地设位，而易行乎其中矣。"《素问·六微旨大论》指出："天气下降，气流于地；地气上升，气腾于天。故高下相召，升降相因，而变作矣。"天气下降为雨水，雨水流于地面；地气上升为云彩，云彩腾于天空；天地之气，上下相交，因升而降，因降而升，升降相因，互为因果；阴阳之位，各有上下，阴阳交媾，万物化生，则产生大自然周流不息之永恒变化。万物所在之地，太阳射到地面之光热，即为"阳"；地面之光热过后，与光热未来之间，即为"阴"；伏羲绘制先天八卦，用"—"代表"阳爻"，用"--"代表"阴爻"，其意就在于此；然阳气主动而直上，萌动则"浮"，故向上澎"升"；阴气主静而直下，沉静则"沉"，故向下压"降"；"浮沉"乃阴阳之本体，"升降"为阴阳之妙用；唯有阴阳环抱，融为一体，相互交感，"圆运动"始成。

《易经·系辞传》指出："易有太极，是生两仪，两仪生四象。"易实指阴阳交易，太极乃阴阳环抱而为生成万物之起点。《易经》之卦象，"乾卦"（乾三连，为三阳）在上，"坤卦"（坤六断，为三阴）在下，名曰"否卦"；"坤卦"在上，"乾卦"在下，名曰"泰卦"。然"乾天"本在上，"坤地"本在下，若上者竟上而不下交，下者竟下而不上交，"圆运动"否塞不通，万物不生，造化始息。在上之天，其气下流于地；在下之地，其气上腾于天。高下相召，"圆运动"运行通泰，万物始生，造化乃成。《灵枢·玉版》指出："人者，天地之镇也，其可不参乎？"故人虽为万物之灵，亦不过天地之产物，不离阴阳环抱"圆运动"之理。《素问·宝命全形论》指出："人以天地之气生，四时之法成。"《素问·阴阳应象大论》指出："阴阳者，天地之道也，万物之纲纪，变化之父母，生杀之本始，神明之府也。治病必求于本。"古人秉天地阴阳环抱"圆运动"之大气而生，唯有知晓大气阴阳环抱"圆运动"之道，方能认识自身阴阳"圆运动"之理。

2.五季迭替圆运动

《内经》多篇涉及"圆运动"思想，然以《素问·四气调神大论》最为显著。一般认为，此大论探讨四时养生理论，然笔者认为，其学术意义在于借"春、夏、长夏、秋、冬"之"生、长、化、收、藏"等特性彰显"圆运动"之理。

春三月，谓之"发陈"，天地之气以"生"为能，万物欣欣向荣。"夜卧早起"言宜顺应天地"生升"之规律；"广步于庭，披发缓行"言宜疏通经脉；"生而勿杀，予而勿夺，赏而勿罚"表明宜顺应"圆运动"有序升发之机。肝于时应春，于位应东方，于象应木，以"生"为性，故逆升发之机则易伤肝。同时，逆"春生"之性则"夏长"无源，故"夏为寒变"。

夏三月，谓之"蕃秀"，天地之气以"长"为能，万物华英成秀。"天地气交"乃言夏季大气"圆运动"由升至浮；"无厌于日，使志勿怒"乃言不宜使阳气过于耗散，使其上浮而毫无约束。心于时应夏，于位应南方，于象应火，以"长"为性，故逆"圆运动"长养之机则易伤心。同时，逆"夏长"之性则秋无所"收"、冬无所"藏"，故"冬至重病"。

秋三月，谓之"容平"，天地之气以"收"为能，万物凋零。此时，若无法及时收敛大气之阳热，则易化燥伤人，故宜"使志安宁，以缓秋刑"；"无外其志"提示不宜欲望过多而耗散阳气，方能适应大气收敛之机。肺于时应秋，于位应西方，于象应金，以"收"为性，故逆"圆运动"收敛之机则易伤肺；同时，逆"秋收"之性则"冬藏"无源，故"冬为飧泄"。

冬三月，谓之"闭藏"，天地之气以"藏"为能，万物蛰伏。"水冰地坼"表明天地"收藏"之力极强，水化为冰，地亦因之而裂，此时宜"勿扰乎阳，早卧晚起，必待日光"，以应天地"冬藏"之性。肾于时应冬，于位应北方，于象应水，以"藏"为性，故逆"圆运动"闭藏之机则易伤肾；同时，逆"冬藏"之性则"春生"无根，故"春为痿厥"。

　　于本大论中，"长夏土"之特性未阐释，然结合《素问·脏气法时论》之"脾主长夏"及《素问·太阴阳明论》之"脾者土也，治中央，常以四时长四脏，各十八日寄治，不得独主于时也"等经文，一年之大气，春生、夏长、秋收、冬藏，"长夏土"之性为"化"，居"生""长""收""藏"之中。"春夏秋冬"四季由"肝心肺肾"所主，而"长夏土"位居中央，此乃"五季"及"五脏"圆运动之中轴，其于四季末各旺十八日，灌溉四脏，斡旋四维。因此，长夏土气，不独主时，亦即"旺于四时"，万物土中生，万物土中藏，万物土中灭，无土不成世界，故《素问·太阴阳明论》总结为"土者生万物而法天地，故上下至头足，不得主时也"。综上，五季之"春生、夏长、秋收、冬藏、长夏化"有序迭替，大气之"升、浮、降、沉、中"则与之相应，此乃万物产生变化之根本原因，大气"圆运动"畅通无阻，则人身安和，何患疾病扰身。

　　3.五行更立圆运动

　　造化之气，春木主升，秋金主降，木升生火，火气又随秋金而降入水中，金降生水，水气又随春木而交入火内；木升金降，水升火降，四维既圆，中气自旺。细而言之，一年之大气，春气属木，夏气属火，秋气属金，冬气属水，中气属土；春季气候转温，去年封藏于地下水中之阳热，升出地上而为"木气"，故木气主"升"；夏季太阳射到地面之热气最多，加之木气生发而之热气，两热相合而为"火气"，故火气主"浮"，乃大气"升"至极点；秋季天气渐凉，气压增大，此压力使大气之阳热下降而为"金气"，故金气主"降"；冬季天气严寒，大气之阳热经秋金之凉降，封藏于地下而为"水气"，故水气主"沉"，乃大气"降"至极点；"土气"寄旺于四时，乃木、火、金、水之"和气"，亦为斡旋气机"升降浮沉"之枢纽，此乃大气五行"圆运动"之道。《道德经·第二十五章》云："人法地，地法天，天法道，道法自然"，人与造化同气，平人之东方木气生于北方水气之中，至南方变为火气，火气外发当值，然终须潜藏至土下之水中，待火气收于土下，藏于水中，水火环抱而和气一团，方能成为下一个"圆运动"之根基；欲使万物安和，则离不开有序升发之东方木气和具生生之力的北方水气，而水气乃木气升发之根基，然此水须为温暖之水方能生木。《素问·五常政大论》云："太虚寥廓，五运回薄，衰盛不同，损益相从，愿闻平气何如而名？何如而纪也？岐伯对曰：昭乎哉问也！木曰敷和，火曰升明，土曰备化，金曰审平，水曰静顺。"亦即东方敷和之木气升发，南方升明之火气温煦，西方审平之金气敛降，中方备化之土气厚载，北方静顺之水气潜藏，五方之气皆得其位而当其正，故气相得则和。

综上，平人乃"一气周流"而"五行更立"之"圆运动"，五行之"运动圆"则天地得其"冲和之气"，如此，万物生化，人身康健。

4.六气周流圆运动

五运六气揭示天地交合后形成万物生长繁衍所必须遵循之规律，为中国古代研究气候变化及其与人体健康和疾病关系之重要理论，此乃中华医道之经纬。"六气"乃"风、寒、暑、湿、燥、火"之简称，分别为：厥阴风木、少阴君火、少阳相火、太阴湿土、阳明燥金、太阳寒水；乃大气"运动不圆"而产生之偏气，木气不能升发则病"风"，火气不能下降则病"热"、病"暑"，土气不能运化则病"湿"，金气不能凉降则病"燥"，水气不能温藏则病"寒"。六气"圆运动"亦为木升金降，水升火降，相火与土气同主中宫。《素问·六微旨大论》云："显明之右，君火之位也；君火之右，退行一步，相火治之；复行一步，土气治之；复行一步，金气治之；复行一步，水气治之；复行一步，木气治之；复行一步，君火治之。""退行一步"即为"右行一步""复行一步"即为"复退行一步"；由此可见，"六气"之"主气"运行规律如下：厥阴风木→少阴君火→少阳相火→太阴湿土→阳明燥金→太阳寒水，不难看出，"主气"运行乃如环无端之"圆运动"，掌握六气"圆运动"规律，于临证时，即可根据"主气"之推移而测知下一步为何气所主，从而有效指导临床用药。《伤寒杂病论》"三阴三阳"之排列顺序如下：太阳→阳明→少阳→太阴→少阴→厥阴，此乃《内经》之"客气"推算法则；"客气"属于"天气"，古人用"客气"揭示一年气候之异常变化，用以测变，故张仲景用药立足于恢复患者失常之"客气"，使人身顺应天地化合之"混元一气"（既包括"主气"，亦包括"客气"）规律；历代医家皆奉《伤寒杂病论》为临证准绳，倍加推崇，因其能有效指导中医临床实践，堪称"启万世之法程，诚医门之圣书"；故《伤寒杂病论》方药暗合

"自然之道"，立足点仍为"圆运动"理论。

综上，六气周流之"主气"属于"地气"而固定不变，揭示一年四季之有序迭替，体现天地运行规律；"客气"属于"天气"而年年不同，揭示自然界与人体气化活动规律；"主气"及"客气"相辅相成，彰显自然界"六气周流"之"圆运动"。

5.十二经气环流圆运动

《灵枢·经脉》云："经脉者，所以能决死生，处百病，调虚实，不可不通。"《灵枢·痈疽》云："经脉流行不止，与天同度，与地合纪。"天下万物皆出一理，同气相求；经气运行受天地五季迭替之影响，人身经气"环流"与自然界天时、地理之变化相应。细而言之，肺与大肠禀受大气之金气而生。大肠属庚金，而肺为辛金，同具金气"收敛"之性。肺经由胸走手，其收敛作用自上而下；大肠经从手走头，其收敛作用自下而上，两者自成"圆运动"。肾与膀胱禀受大气之水气而生。膀胱属壬水，而肾为癸水，同具水气"封藏"之性。膀胱经从头走足，其封藏作用自上而下；肾经从足走胸，其封藏作用自下而上，两者自成"圆运动"。肝与胆禀受大气之木气而生。胆属甲木，而肝为乙木，同具木气"疏泄"之性。胆经从头走足，其疏泄作用自上而下；肝经从足走胸，其疏泄作用自下而上，两者自成"圆运动"。心与小肠禀受大气之火气而生，小肠属丙火，而心为丁火，同具火气"宣通"之性。小肠经由手走头，其宣通作用自下而上；心经从胸走手，其宣通作用自上而下，两者自成"圆运动"。心包与三焦禀受大气相火之气而生，同具"燔灼"之性。心包经由胸走手，其燔灼作用自上而下；三焦经从手走头，其燔灼作用自下而上，两者自成"圆运动"。脾与胃禀受大气之土气而生，胃属戊土，脾为己土，同具土气"运化"之性。胃经从头走足，其运化作用自上而下；脾经从足走胸，其运化作用自下而上，两者自成"圆运动"。

综上，手之三阳，从手走头，主"升"；手之三阴，从胸走手，主"降"；足之三阳，从头走足，主"降"，为阳中有阴；足之三阴，从足走胸，主"升"，为阴中有阳；相为表里六脏六腑所主之经气自成"圆运动"。《灵枢·海论》云："十二经脉者，内属于腑脏，外络于肢节。"十二经气之周流，如环无端，内属不同脏腑，外络四肢百骸，维系人体各部，形成有机整体。

6.二十四节气环流圆运动

于世界版图中，中国地处北温带，夏至之时，太阳往南，大气压力向下，地上阳热下降；冬至之时，太阳往北，地下阳热上升，周而复始，形成二十四节气之"春温、夏热、秋凉、冬寒"。细而言之，"立秋、处暑"乃大气"圆运动"之起点；"立秋"时，大气压力初降；"处暑"时，阳热下降，万物得根。时至"白露、秋分"，阳热下降，阴液始生，地上早晚始有露气，"秋分"则为地上及地下之阳热平分。时至"寒露、霜降"，地上阳热渐降地下，"白露"之露，但觉其凉，"寒露"之露，便觉其寒；复经半月，地上寒气增加，露变成霜而有"霜降"。时至"立冬、小雪"，阳热沉入地下之水中，地上由凉转寒而"立冬"；寒则雨变成雪而有"小雪"。时至"大雪、冬至"，地上雪大则地下阳热深潜，然"冬至"乃阳热"降极而升"之位。时至"小寒、大寒"，阳热降极而升，然经"寒"之封藏，无法任性直升；故"小寒"而后"大寒""封藏"而又"封藏"，则万物阳根深厚。时至"立春、雨水"，大气阳热"由沉而升"，大气转温，雨变成水而有"雨水"。时至"惊蛰、春分"，蛇虫启蛰，草木萌动，阳热升发；"春分"亦指地上及地下之阳热平分。时至"清明、谷雨"，阳热初升，大气弥漫，地面不明；然经"春分"后，阳热再升而"清明"；此时雨水较多，宜于种谷，故曰"谷雨"。时至"立夏、小满"，阳热"由升而浮"，遂成"立夏"；此时，不仅去年降沉之阳热升浮，而且今年新到之阳热亦居其中，故地上阳热"小满"。时至"芒种、夏至"，阳热小满，雨水又足，麦穗生芒，即将成熟；"夏至"乃阳热"升极而降"之位。时至"小暑、大暑""暑"乃指太阳直射地面之"热"而言；"大暑"乃言一年地面之阳热，此时最大。

综上，太阳之热，乃万物生命源泉；此阳热经"秋"由地上"降"入地下，经"冬"则"沉"而藏于地下之水中；次年交"春"，与水化合后而"升"出地面；交"夏"则"浮"于地上，经秋再携次年新到之阳热，降入地下之水中，此乃大气二十四节气之"圆运动"。

《素问·天元纪大论》云："太虚寥廓，肇基化元，万物资始，五运终天，布气真灵，总统坤元，九星悬朗，七曜周旋。"医中先哲昼参日影，夜考极星，总结天地之气的运行规律，而后始有"中医学"。《素问·六微旨大论》云："出入废则神机化灭，升降息则气立孤危。故非出入，则无以生长壮老已；非升降，则无以生长化收藏。"《素问·四气调神大论》云："故阴阳四时者，万物之终始也，死生之本也，逆之则灾害生，从之则苛疾不起，是谓得道。"故天地、万物、人身之变化皆遵循"圆运动"之道，平人乃一气周流，如环无端，"运动圆"则人身安和，"运动不圆"则百病由生。自然环境乃人类赖以生存之物质前提，人身之生理病理变化，无不受其影响，故天地为大宇宙，人身乃小宇宙，从寥廓太虚至银河星系，从太阳系星云漩涡运动至地球公转形成之五季迭替，再到人身元气之"生、长、化、收、藏"，于不同"时间""空间"之万物皆遵循"圆运动"之道。

四、人体气机圆运动的临床应用

1.高血压

在中医理论中，高血压可能与肝阳上亢有关。通过圆运动理论，可以采用调和阴阳、平肝潜阳的方法进行治疗。例如，通过使用具有平肝阳作用的草药，如天麻、钩藤等，来调整体内的气机升降，以达到降低血压的效果。

2.肩周炎

肩周炎可能与筋脉拘挛有关，通过圆运动理论，可以采用活血化瘀、舒筋活络的方法进行治疗。例如，使用具有活血化瘀作用的草药，如川芎、红花等，来促进肩部气血流通，缓解疼痛和拘挛。

3.风湿性关节炎

风湿性关节炎可能与寒湿侵袭有关，通过圆运动理论，可以采用温经散寒、祛湿止痛的方法进行治疗。例如，使用具有温经散寒作用的草药，如桂枝、羌活等，来驱散体内的寒湿，减轻关节疼痛。

4.强直性脊柱炎

强直性脊柱炎可能与督脉寒凝有关，通过圆运动理论，可以采用温阳散寒、活血化瘀的方法进行治疗。例如，使用具有温阳作用的草药，如附子、肉桂等，来温暖督脉，改善脊柱僵硬。

5.感冒咳嗽

感冒咳嗽可能与肺金不降有关，通过圆运动理论，可以采用宣肺化痰、降逆止咳的方法进行治疗。例如，使用具有宣肺、降气作用的草药，如桔梗、百部等，来宣发肺气，缓解咳嗽。

6.眩晕

眩晕可能与肾亏于下、肝阳上亢有关，通过圆运动理论，可以采用平肝潜阳、补肾益精的方法进行治疗。例如，使用具有平肝潜阳作用的草药，如石决明、菊花等，以及具有补肾作用的草药，如熟地黄、山茱萸等，来调整体内的阴阳平衡，缓解眩晕。

7.失眠

失眠可能与胆经不降、相火上逆有关，通过圆运动理论，可以采用安神定志、降逆泻火的方法进行治疗。例如，使用具有安神作用的草药，如酸枣仁、夜交藤等，来平定心神，改善睡眠质量。

第二节 圆运动理论依据

圆运动理论依据源于对自然规律、中医经典及人体生理病理现象的深刻洞察。在自然界中，四季更替、昼夜变化呈现出阳气升浮降沉的循环，这是其天然模型；中医经典如《内经》所论天人合一及五行生克关系，为其奠定理论基石，五行的相生相克与循环往复恰似一种内在的圆运动秩序；在人体生理病理方面，脏腑功能相互协作，脾胃作为升降枢纽带动气血津液循环，经络连接脏腑使气血周流不休，一旦失常则引发疾病，这些人体的生命活动与失衡表现都充分彰显了圆运动理论所强调的动态循环、平衡协调的规律依据。

一、阴阳

1.阴阳的基本概念

在圆运动古中医思想中，阴阳的概念源于自然现象。太阳射到此地面之光热，就是阳，此地面之光热已过，与光热未来之间，就是阴。从能量角度看，能量之生长为阳，能量之收藏为阴。

2.阴阳特性

阳性具有向上、向外膨胀、径直向上的特质，呈现出活跃、好动、上浮的态势。阴性则向下、向内压制、径直向下，表现为安静、下沉的特性。

3.中气的产生与作用

阴静则下沉，阳动则上浮。从阴到阳的转化过程，体现为上升的趋势，从阳到阴的转化过程，则呈现为下降的态势。在阴阳的升降浮沉循环中，产生了中气。中气是生命活动的核心，是维持生命活动的关键力量，也是大自然圆运动以及万物生成和存在的根源所在。人类生命也是基于自然界阴阳圆运动所形成的大气环境而得以产生和维持。人的生理和病理活动，都与这种大气的圆运动密切相关，体现了人与自然的紧密联系和相互依存关系，强调了人体生命活动和自然规律的统一性与协调性。

4.圆理论古中医学中阴阳的应用

在圆理论古中医学里，阴阳学说处于核心地位，与圆运动紧密相连，贯穿于人体生理病理及诊疗的各个环节，充分展现了中医理论的独特魅力与深刻内涵。

从人体生理结构来看，阴阳在圆运动中呈现出精妙的对应关系。以心肺居上属阳，肝肾居下属阴，脾胃居中为枢纽。心肺阳气的宣发，推动气血津液在人体上部的循环和输布，这是阳气在圆运动中的上升阶段；肝肾阴气的潜藏封藏，滋养人体下部，维持人体根基的稳固，此为阴气在圆运动中的沉降阶段。而脾胃位居中焦，为阴阳升降之枢纽，脾主升清，将水谷精微等物质向上输送至心肺，以助阳气之化生；胃主降浊，把消化后的糟粕向下传导至大肠排出体外，同时也是阴气沉降的助力。因此，心肺之阳与肝肾之阴通过脾胃的沟通作用，形成了一个完整且连续的圆运动循环，维持着人体生命活动的动态平衡。

在人体生理功能方面，阳气具有温煦、推动、兴奋等作用，阴气具有滋养、宁静、抑制等作用。在气血运行中，气为阳，血为阴，气的推动作用促使血液在脉管中周流不息；而血的濡养作用又为气的生化和功能发挥提供了物质基础。气的运行轨迹遵循着阳气的升发、布散路径，血的运行则与阴气的沉降、潜藏特性相契合，二者相互依存、相互制约，在圆运动中保持着气血的充盈与流畅，确保各脏腑组织器官得到充分的气血滋养。

病理状态下，阴阳圆运动一旦失常，疾病便随之而生。若外感邪气或内伤七情、饮食劳倦等因素导致阴阳失调，圆运动的平衡被打破。

在疾病的诊断过程中，阴阳圆理论为医者提供了关键的思维方法和诊断依据。中医通过望、闻、问、切等手段收集患者的症状和体征，从阴阳圆运动的角度进行综合分析判断。同时，医者还需判断阴阳失调的具体环节和程度，是单纯的阴虚、阳虚，还是阴阳两虚；是阳盛阴虚，还是阴盛阳虚等，以便准确把握疾病的本质，为后续的治疗提供精准方向。

在治疗上，圆运动理论中的阴阳学说指导着中医确立治疗原则和选用治疗方法，旨在恢复人体阴阳圆运动的和谐平衡。在用药上，也充分体现了阴阳的特性和圆运动规律，如辛温解表药多具有升散之性，属阳，可助阳气驱散表邪，恢复肌表的阳气圆运动；此外，中医还注重通过调整患者的生活作息、饮食情志等方面，顺应自然界阴阳的变化规律，辅助人体阴阳圆运动的恢复与稳定，体现了中医整体观念和治未病的思想。

5.阴阳交合与圆运动形成

阴阳交合是指阴阳二气的相互作用和融合。在古中医学中，阴阳被认为是宇宙间所有事物和现象的基本属性，它们相互依存、相互作用，并且不断地相互转化。阴阳交合产生了自然界和人体内的各种变化和运动，是生命活动的基石。圆运动是阴阳交合的具体表现形式，它描述了阴阳二气在自然界和人体内的循环运动。圆运动理论认为，阴阳二气在自然界中表现为四季的循环变化，在人体中则表现为气血的循环流动和脏腑功能的协调平衡。这种循环运动是连续的、周而复始的，就像一个圆环一样，因此被称为圆运动。

阴阳交合，发生爱力，彼此相随，遂成一个圆运动。同时阴中有阳，阳中有阴，二者相互依存，相互制约，共同维持着圆运动的动态平衡。当阴阳交合的圆运动因各种内外因素而失衡时，疾病便会乘虚而入。外感邪气，如风、寒、暑、湿、燥、热，可扰乱人体阴阳的平衡，使圆运动出现阻滞或逆乱。风寒之邪束表，阳气被遏，不能正常宣发，可出现恶寒、发热、头痛等症状，影响了人体阳气的升发与向外防御功能；长期的情志抑郁可伤肝，使肝气不舒，影响肝脏的疏泄功能，进而阻碍阴阳的交合与气血的圆运动，引发胁肋胀满、胸闷不舒、月经不调等。

二、五行

1.五行的基本概念

五行指的是木、火、土、金、水这五种基本物质和现象的运动变化。它源于古人对自然现象和规律的深刻洞察，是对阴阳二气在升降浮沉过程中呈现的五种物质形态的概括。

2. 五气与五行特性

夏气属火。太阳射到地面的热，以夏时为多。太阳射到地面的热，火也。热则上浮，故夏时大气热浮而属火气。夏时太阳旺于南方，故南方属火气。一日之午时，亦属火气。午时太阳的热，射到地面的多也。春分至立夏的热，称为君火。小满至小暑的热，称为相火。

秋气属金。秋时太阳往南，地面的压力渐大，天空之间，金气弥漫，大气的压力，即金气之下降也。天空的金气，至秋始显。故秋时大气凉降而属金气，造化之气，东升西降，降气旺于西方，故西方属金气。一日之酉时，亦属金气。酉时金气凉降之力独大也。天空之间，指地面之上言。

冬气属水。生物的生命，全是太阳射到地面的热所产生。今夏太阳射到地面的火热，即来年生物生命之根。然此火热，必须经过秋时降入土下，经过冬时，藏于土下的水中，然后能生生物的生命。冬时大气沉而能藏，沉而能藏者水也。大气热则上浮，寒则下沉。故冬时大气，寒沉而属水气。南方在地面之上，北方在地面之下，故北方属水气。一日之子时，亦属水气。子时，大气沉极之时也。关于生物生命的宇宙是上南下北。大气上浮之方为南，下沉之方为北。

春气属木。一年的大气圆运动，冬时为终，春时为始。终即始之根也。上年夏时，太阳射到地面之热，经秋时金气收而降于土下，又经冬时藏于土下的水中，火水化合，水气温暖，则往上升。此温暖之气，交春升泄出土，草木发生。故春时大气温升而属木气。升气旺于东方，故东方属木气。一日之卯时，亦属木气。木者水中火气，由封藏而升泄之气也。

中气属土。一年的大气，春升，夏浮，秋降，冬沉。故春气属木，夏气属火，秋气属金，冬气属水。升浮降沉，运动一周，而为一岁。夏秋之间，为圆运动的中气。地面的土气，居升浮降沉之中，为大气升降的交合。故中气属土气。金、水、木、火、土，大气圆运动之物质也。行，运动也。此中医五行二字之来源也。故人身亦有春夏秋冬，亦有东南西北。

3. 五行的相生相克

五行的相生相克是中医理论乃至中国传统哲学中重要的概念。

（1）相生

水生木　水象征着滋润、滋养。就像自然界中，冬天水封藏的温热之气在春季上升，为树木等植物的生长提供必要条件。

木生火　木代表着一种向上生长、升发的力量。在春季树木繁茂生长，随着阳气的积聚，到了夏季便能够产生火焰所需要的物质基础，就像木材燃烧生火一样，是一种能量的转化，从蓬勃生长的状态转化为热量的释放。

火生土　火有温热、升腾的作用。当火焰燃烧过后，会产生灰烬等物质，这些物质融入土地，让土地更加肥沃。从宏观的自然角度看，阳光照耀大地，促使土地进行物质转化，增加土地的肥力，这就是火对土的生养作用。

土生金　土具有孕育和承载的能力。在大地之中，蕴藏着各种金属矿物质。土经过长时间的运化和积累，为金属的形成提供物质基础。

金生水　金气收敛凝聚，在自然界中，金属表面在温度变化时会凝结水珠。从抽象意义来说，金的收敛特性有助于水汽的凝聚和封藏，从而产生水的状态。

（2）相克

金克木　金的收敛特性可以克制木的过度疏泄和生长。用金属斧头砍伐树木，控制树木的生长范围和形态，防止木气过于旺盛而失去控制，这是一种对木的生长态势进行约束的力量。

火克金　火的宣散、燃烧特性能够克制金的收敛。火焰可以熔化金属，改变金属的固态和形状，防止金属的收敛过度而失去生机，使得金气能够在火的作用下保持适当的状态。

水克火　水的封藏、寒凉特性能够制约火的宣散。水火不容，水可以灭火，当火势过大时，水能够通过冷却和覆盖的方式，抑制火的蔓延，控制火的热量释放和传播。

土克水　土的运化能力可以克制水的封藏。土能够吸收、疏导和控制水的流动，防止水的过度泛滥。土壤吸收过多的水分，使水不至于到处流淌。

木克土　木的疏泄能力可以克制土的运化。树木的根系在土壤中生长，会吸收土壤中的养分，疏松土壤结构，对土的过度运化起到一种抑制作用，避免土气过于紧实。

五行之间的相生相克关系实际上是大气圆运动次序的先后和对待的平衡。

相生是补其不足，相克是制其太过，二者共同维持着大气圆运动的和谐与平衡，这种平衡反映在人体上就是健康无病的状态。

4.人秉承大气五行而生脏腑

（1）脏腑生成与大气五行的关系

木气与肝胆　大气中的木气源于太阳热经秋降冬藏后于春升，人身木气与之同理。肝胆在右，但肝经作用在左，胆经作用在右。胆经相火右降后左升，才能引发肝经作用，且肝经有病左脉有体现，左腹病可治肝经，因肝胆主筋有疏泄作用，而人身各处疏泄作用皆有木气体现。

火气与心小肠　人秉大气火气生心与小肠，心主血脉，心气推动血液在脉道中运行，濡养周身，这是一种宣通作用。血液的流动需要阳气的推动，而心之阳气正源于所秉的火气，它使血液能通达四肢百骸、五脏六腑，维持生命活动。小肠主受盛化物和泌别清浊，在消化吸收过程中，将营养物质吸收并输送到全身，这同样需要其功能的畅通无阻，与心相互配合，共同完成人体营养物质的运化和周身气血的流通，其内在动力也与火气的宣通特性紧密相连。

金气与肺大肠　大气中的金气赋予人体生成肺脏和大肠腑的基础。肺大肠主皮毛有收敛作用，人身各处收敛作用皆存金气，例如，人体的血液正常运行，在脉管中不外溢。人体的津液正常分布，不至于无故流失，都体现出收敛作用。

水气与肾膀胱　大气中的水气具有滋润、下行的特性，肾膀胱主骨有封藏作用，具体体现在将人体的精气封藏于内，防止其丢失。此外，膀胱储藏尿液、适时排泄也是一种封藏有度的表现，维持着体内津液代谢的平衡。

土气与脾胃　大气的土气具有生化、承载、受纳的特性，人秉此土气而生脾脏和胃腑，人体的脾胃作为枢纽，负责对食物进行消化、吸收和转化，为全身各脏腑组织器官提供营养物质，维持正常的生命活动。人体的运化作用也广泛存在于各个生理环节。

相火与心包命门　人秉大气相火生心包与命门（即三焦），相火在自然界中代表着一种温热、向上、活跃且具有推动力量的能量形式，这种能量赋予了心包和命门独特的生理功能特性，使其在人体的生命活动中发挥关键作用。心包命门主油膜有燔灼作用，人身各处燔灼作用皆含相火之气。从宏观角度看，人体维持正常的体温，需要这种温热的能量来保证生理功能的稳定运行；从微观角度讲，细胞内的各种化学反应，如新陈代谢过程，也依赖于类似的能量推动，这些都与相火之气在人体各处的存在和作用相关。右肾内白油即命门相火，心房为心脏，油膜包心尖为心包脏。这是从中医藏象学说的角度对命门相火位置和形态的一种认识，强调了命门相火在人体生理结构中的具体所在和物质依托。而心房作为心脏的主要部分，其外包裹的心包膜所包住的心尖部位就是心包脏，进一步明确了心包在人体解剖结构上的位置和范围，有助于从实体结构和功能作用两方面来理解心包与命门相火之间的关系以及它们在人体生命活动中的协同作用机制。

（2）脏腑阴阳属性及相互关系

胃为脾之腑，脾为胃之脏，腑阳色明主化，脏阴色暗主藏，人身秉阳气生腑，秉阴气生脏，相互依存，化藏有序，其他脏腑同理。

（3）各脏腑之气失常引发的病症

肝木之气　疏泄不及致无汗、尿少、胁痛、女性月经来迟等，因水中火气不足或疏泄太过致自汗、遗精、女性白带、月经先期等。

肺金之气　收敛不及致汗多、咳逆、遗泄、尿多等，因木气疏泄太过或收敛太过致恶寒、胸闷、无汗等。

心火之气　宣通不及致血痹、神倦、口淡、血寒等，因木火之气虚或宣通太过致舌痛、喉痛、心烦等。

肾水之气　封藏不及致阳越、头晕、足肿、遗精、耳聋耳鸣等，因金气收敛太过或木气疏泄太过致无汗、少尿、便秘等。

脾土之气　运化不及致腹满、停食、上吐、下泻、全身倦怠等，因水火之气虚或脾土无运化太过致腹满胀痛等。

相火之气　燔灼不及致下寒、肾寒、脾胃虚弱、二便不固等，因相火本气少或相火燔灼太过致病，相火降水中则生元气，不降则外烧热而内相火少，出现心烦不安、口干咽燥等。

5.五行与圆运动的关系

五行相生相克作用显著，对于自然界维持生态平衡，如金生水、木生火等保障物质循环与能量转化，相克则防止元素过度发展；在人体中，相生确保脏腑协同，肾水滋肝木、心火温脾土等，相克维持功能制衡，肺金克肝木、肾水制心火以防过亢，还为中医诊疗提供思路，依五行失衡辨病理、定治则，以调机体至和。人体之气与自然之气相互呼应，自然的五行圆运动规律也体现在人体一日乃至一呼一吸间的气的升降循环中，为中医从生理、病理、医理等方面认识和治疗疾病提供了理论基础，强调了人与自然的统一性和整体性。

三、六气

1.六气的基本概念

春木主生开启一年生气，夏火主长促使万物繁茂，秋金主收让万物收敛，冬水主藏保存能量，中土主化起到运化、转化的作用，这是五行在大气圆运动中正常的职能，成功实现了生长收藏化的循环，维持着自然的有序发展和平衡。六气源于五行运动不圆，产生有偏性的气。因火有君火和相火之分，所以形成六气（风、热、暑、湿、燥、寒）。君火运行着重向上，相火运行重点在下降，二者相互转化，春季君火随相火上升，秋季相火降入水中，如此循环。名义上是五行，实际有六种运行状态和六种不同的气，由于六气在自然现象和气候变化中各有具体表现，所以也称为六行六气。它们与五行紧密相连且一一对应，风属木，热与暑属火，湿属土，燥属金，寒属水，共同构成了天地间气候与环境变化的基本模式，深刻影响着万物的生长化收藏。

2.六气与节气的对应

六气的圆运动和一年的节气紧密相连，每四个节气为一气。大寒、立春、雨水、惊蛰这四个节气属于初之气；春分、清明、谷雨、立夏属二之气；小满、芒种、夏至、小暑属三之气；大暑、立秋、处暑、白露属四之气；秋分、寒露、霜降、立冬，属五之气；小雪、大雪、冬至、小寒属六之气。这种六气的划分与气候变化相关，而时令病的发生根源就在于六气的变化。在不同的节气阶段，六气的状态有所不同，人体若不能适应这种变化，就容易受到外邪侵袭而生病。

3.六气的形成与特性

厥阴风木 在初气阶段，大气由寒转温，地下水中秋收的阳热上升，与水化合形成木气，木气是一年阳气的根基。大寒时阴极，故称为厥阴，木气主动，若运行不畅则形成风，所以叫风木。

少阴君火 二之气时，木气继续上升，此时大气较热，不像厥阴时寒冷，称为少阴。木气上升的阳气照临大地，光明四达，如同君位，所以叫君火，此时大气由温变热，也叫热火。

少阳相火　三气时地面阳热盛满，部分阳热降入地下水中，因地面阳热多而地下相对少，故称少阳。此阳热对生命很重要，降入地下可助中气旋转，如同相臣之职，叫相火，若不降则形成暑火。

太阴湿土　四气时地面阳热极盛，地下寒冷，大气阴多称太阴。地面阳热未降，寒热相逼产生湿气，土气在升降转换之际，所以叫湿土。

阳明燥金　五气时地面阳热经秋气收敛开始下降，中土之下阳气足，湿气收，光明盛大，阳盛而明称阳明。金气旺，湿气收则燥气结，地面上金气压力大，叫燥金。

太阳寒水　六气时地面阳热全降入土下水中，中下阳气多称太阳。阳热被水封藏，大气降压，水外寒冷，水内阳藏，叫寒水。

4.六气的圆运动与时令病及内伤杂病的关系

（1）圆运动天人一气及时令病特点

强调了圆运动中的观念，即在时令病方面表现得尤为显著。人体与自然界是一个相互关联的整体，自然界的六气变化会直接影响人体的健康。当六气出现异常波动时，人体的生理功能也会受到干扰，从而引发疾病。而且时令病往往起病较急，病情变化较快，对人体的生死影响较为迅速，这是因为整个六气出现异常时，人体的中气很容易受到影响而减弱或消失，中气一旦受损，人体的正气就难以抵御外邪，病情就会迅速恶化。

（2）内伤杂病与六气的关系

指出内伤杂病同样与六气有关，只不过不像时令病那样与生死关系如此紧密和迅速。内伤杂病的发生往往是由于人体内部的脏腑功能失调，而这种失调在一定程度上也受到六气的影响。长期处于某种异常的六气环境中，或者人体自身的六气调节机制出现问题，都可能导致脏腑功能紊乱、气血津液代谢失调，从而引发各种慢性的内伤疾病。

5.六气与五行圆运动及人体健康的关系

（1）圆运动正常

在五行圆运动的理想状态下，各气之间相互协调、平衡，形成一个有机的循环整体。木气正常上升，金气正常下降，这种升降有序的运动使得木的生发之性能够得到适度的宣泄，金的收敛之性也能合理地发挥作用，木不会因为生发不畅或过度而出现风病，金也不会由于收敛太过或不及而产生燥病。水气上升，为生命活动提供滋养和封藏的基础，火气下降，使得阳气得以潜藏和温煦机体。这种水火既济的状态保证了火不会出现异常的热病或暑病，水也不会因为阳气的失调而产生寒病。土气处于中间，起着运化和协调的关键作用，能够将水谷精微等物质生成且输布于人体，维持着整个机体的正常代谢和功能运转，因此土气运化正常时不会出现湿病。此时人体的五脏六腑也能在这种和谐的气的运动环境下，保持正常的生理功能，气血流畅，精神和体力充沛，人体处于健康无病的状态，与自然环境之间也保持着一种平衡和适应的关系。

（2）圆运动异常

五行圆运动的协调性由于外界气候变化的剧烈异常、人体自身的情志过激、饮食不节、劳逸失调等因素，导致气机的升降失常，六气就会偏离其正常的运行轨道和功能状态，从而产生风、热、暑、湿、燥、寒等不同的病邪。木气不能正常上升，就会郁滞而化风，形成风病；金气不能正常下降，就会干燥太过而引发燥病；火气不能下降而上逆，就会出现热病或暑病；水气不能上升而寒凝，就会导致寒病；土气运化失常，不能正常地运化水湿，就会造成湿病。

由大气圆运动异常所产生的病邪，会影响人体的健康。人体与自然是一个有机的整体，大气的六气失常，人体之气也会相应地出现紊乱，导致人体的经络气血阻滞不通，脏腑功能失调，抵抗力下降，从而引发各种疾病。因此中医在诊断和治疗疾病时，注重从整体观念出发，调整人体的气机，使其恢复圆运动的正常状态，从而达到治愈疾病、恢复健康的目的。

四、气血

气血与生命活动紧密相连、息息相关。气属阳，具有推动、温煦、防御、固摄和气化等作用；血属阴，具有滋养和濡润之效。气能推动血液在脉管中运行，使其循环周身，将营养物质输送到各个脏腑组织，维持其正常的生理功能；

血则为脏腑组织提供营养物质，滋养着机体，保证其正常的新陈代谢与生长发育，是生命活动的物质基础。人的生、长、壮、老、已的生命历程就是气血由弱转强、继之由盛转衰的过程。气血的变化对于人体的生理、病理、治疗都有重要影响。

1.气血的基本概念

气是人体内活力很强、运行不息的极精微物质，是构成人体和维持人体生命活动的基本物质之一。其来源主要有三方面，一是禀受于父母的先天之精气，这是与生俱来的生命活动原始动力；二是通过肺吸入的自然界清气，为人体提供新鲜的物质基础；三是脾胃运化生成的水谷精气，这是人体在后天获取精气的重要途径。血是运行于脉管中的红色液体，是构成人体和维持人体生命活动的基本物质之一。血主要由脾胃运化的水谷精微所化生，其生成过程较为复杂，需要经过多个脏腑的共同作用。

2.气血的生成与输布

气血是维持生命活动的关键。脾胃运化水谷，将食物转化为精微物质，其中一部分化为营气，与津液结合注入脉中成为血液；另一部分化为卫气，保卫机体。先天之精也会化为元气，促进气血生成。心主血脉，心气推动血液在脉管中运行。肺主气司呼吸，吸入清气与水谷精微结合生成宗气，贯注心肺助心行血，并参与气体交换。肝藏血，调节血量，疏泄气机以保障气血运行顺畅。如此，气血在心、肺、肝、脾等脏腑的协同作用下，周而复始地循环，滋养周身脏腑组织，维持人体正常的生理功能。

3.气血之间的关系

气血之间相互依存、相互促进、相互制约，共同维持人体的生理平衡和正常的生命活动。

气为血之帅，这体现了气对血的主导作用。首先，气能生血，血液的生成离不开气的推动和激发。从物质基础来看，脾胃运化的水谷精微是血的主要生成原料，但这一过程需要气的参与；其次，气能行血。血液在脉管中正常循环运行，依赖于气的推动作用。心气是推动血液运行的主要动力，肺气协助心主血脉，肝气的疏泄也能调畅气机，使血液在全身畅通无阻。最后，气能摄血。气能够统摄血液，使其在脉管中正常运行而不溢出脉外。脾气在摄血过程中发挥着关键作用，脾统血就是通过气的固摄作用来实现的。

血为气之母，反映了血对气的基础作用。一方面，血能载气。气无形而必须依附于有形的血才能存在于脉管之中，并且随着血液的运行而布散到全身。另一方面，血能养气。血液为气的生成和功能活动提供营养物质，气的功能发挥需要消耗血中的营养成分。

4.气血与圆运动的关系

气与圆运动　气在人体圆运动中起着推动和引领的关键作用。肾中的先天之气作为人体生命活动的原始动力，推动气从下焦开始上升，经三焦通道向上升发，与肺吸入的自然界清气相结合，于胸中形成宗气。宗气进一步推动着气的运动，一部分气向外宣发至体表，温煦肌肤、抵御外邪，体现了气在圆运动中向外的扩散；另一部分气则向内沉降，滋养脏腑，并将脏腑代谢产生的浊气排出体外，完成气在体内的循环过程，这一系列的升降出入运动构成了气的圆运动轨迹，维持着人体生命活动的动态平衡，保障了各个脏腑组织器官的正常功能。

血与圆运动　血的圆运动依赖于气的推动以及脏腑的协同作用。脾胃运化而来的水谷精微上输至心肺，经心肺的气化作用化生为血，这是血在圆运动中的起始环节。血液在心气的推动下，沿着脉管循环周身，向上滋养头目等上部组织器官，向外周运行至四肢百骸，为全身提供营养物质，这是血在圆运动中的向外扩展阶段。在完成营养输送后，血液带着代谢产物回流，经过肝脏的藏血以及肺的宣发肃降等功能，再次参与循环，这一过程体现了血的沉降与循环往复，保证了血在圆运动中的持续运行和营养物质的有效输送，维持人体正常的生理功能和生命活动。

二者相互依存、协同配合，气的推动引领血行，血为气提供载体和营养，共同维持着人体生命活动的有序运转，宛如一个周而复始、循环往复的圆，不断为机体的生长、发育、代谢等提供物质基础和动力源泉。

五、中医生理病理

中医生理病理呈现出独特的规律和机制，深刻体现了中医对人体生命活动的整体认知。

1. 中医生理

从生理角度而言，人体的脏腑经络、气血津液皆遵循着圆运动的轨迹协调运转，维持着生命的动态平衡。脾胃位居中焦，为后天之本，气血生化之源。脾主升清，将水谷精微向上输送至心肺等脏腑，化生气血，并维持内脏位置的相对稳定；胃主降浊，使食物残渣向下传导，排出体外，二者共同协调，为圆运动的升降提供动力与枢纽作用。肝木生于左，主升发，其气从左上升，疏泄条达，激发和推动全身气机的升腾，肺金降于右，主肃降，肺气清肃下行，将清气布散周身，并将浊气排出体外。心火在上，为阳中之阳，其阳气的温煦推动作用，使气血津液得以在人体上部布散流行，维持着生命活动的活跃状态；肾水在下，为阴中之阴，主封藏蛰守，收纳潜藏人体的精气血津液，为生命活动提供根基和源泉。心肾相交，水火既济，即心火下降以温煦肾水，使肾水不寒；肾水上济于心，使心火不亢，二者的交通互济构成了人体上下圆运动的重要环节，确保阴阳平衡、气血流畅。

气血津液在这一圆运动体系中也遵循着特定规律。气的运行呈现出升降出入的动态循环，元气根于肾，经三焦上升，激发各脏腑功能活动；宗气积于胸中，贯心脉而行气血，推动着营卫之气的运行。营气属阴，行于脉中，营养周身，并随血液的循环而周流不息；卫气属阳，行于脉外，防御外邪，温煦肌肤，其运行与昼夜变化相应，昼行于阳，夜行于阴，形成了一个与自然规律相契合的圆周运动。津液的代谢同样依赖于脏腑的协同作用和圆运动的推动，脾胃运化水液，上输于肺，肺通调水道，将津液布散周身，并将多余的水液下达于肾与膀胱，经气化作用排出体外，实现津液的环流代谢，滋养濡润全身组织器官。

经络气血的圆运动循环也同样适用，十二正经遵循特定的流注顺序，气血从手太阴肺经起始，依次流经各经，如环无端，在运行过程中滋养脏腑、温煦组织并调节机体功能，其"根结""标本"理论更凸显了气血起止部位的关键作用；奇经八脉则发挥着特殊的调节效能，督脉统领阳气，任脉总领诸阴，冲脉汇聚气血，它们与十二正经相互补充，维持气血运行的宏观与微观平衡，保障人体在生长发育、生殖及应对特殊状况时的气血稳定；此外，经别强化脏腑联系与气血调节，经筋贯注气血以协调肢体运动，皮部作为防御前沿与经络气血相通，整个经络系统各部分协同作用，形成一个完整且动态的气血圆运动网络，确保人体内外环境统一与生理功能正常运转。

2. 中医病理

从病理角度而言，当各种致病因素侵袭人体，破坏了圆运动的和谐秩序时，病理变化便随之产生。外感邪气如风、寒、暑、湿、燥、热，内伤诸因如饮食劳倦、情志失调、久病体虚等，均可导致脏腑功能失调，气机逆乱，圆运动失衡。例如，外感寒邪，寒性收引凝滞，易伤阳气，使人体阳气的升发受阻，肺气失于宣降，脾胃运化失常，气血津液的运行和代谢障碍，可出现恶寒发热、头身疼痛、咳嗽气喘、腹痛腹泻等症状。若情志过激，肝气郁结，疏泄失职，木气不升，横逆犯脾，克伐胃土，会导致脾胃升降失常，出现胸胁胀满、嗳气吞酸、腹胀腹痛、大便不调等肝脾不和、肝胃不和的病证；肝气上逆，还可引发头目胀痛、面红目赤、吐血衄血等症状，这是由于气机的上升太过而失去制约。饮食不节，过食生冷油腻，损伤脾胃阳气，导致中焦虚寒，运化无力，水谷不化，寒湿内生，可见脘腹冷痛、呕吐泄泻、肢体浮肿等病理表现；若饮食积滞，胃肠腑气不通，又会影响气机的下降，出现腹胀便秘、嗳腐吞酸等症；久病体虚或劳伤过度，易损伤人体的气血阴阳，使脏腑功能衰退，圆运动的动力不足。如肾阳亏虚，不能温煦脾土，可致脾阳不振，运化失常，水湿泛滥，形成虚寒性的水肿；肾阴不足，不能涵养肝木，导致肝阳上亢，出现头晕目眩、耳鸣失眠、急躁易怒等上盛下虚的病理变化，影响人体各脏腑组织器官的正常功能和圆运动的顺畅进行。

圆理论的失衡与气血关系紧密且相互影响。当人体脏腑阴阳、升降出入的平衡被打破，脾胃失和，中焦枢纽不利，水谷运化失常，气血生化乏源，可致气血亏虚；肝肺升降失调，肝气郁滞或上逆，肺气失降，气机不畅则血行瘀滞，出现胁痛、咳嗽带血等气血同病之证；心肾不交，水火失济，阳气浮越而不能温煦推动血液，阴精不能滋养化血，气血阴阳失调，或见心烦失眠或见畏寒肢冷伴月经量少等；外感邪气扰乱圆运动，卫气营血功能紊乱，寒凝、热灼、湿阻等皆可致气血凝滞、耗损或逆乱。反之，气血本身的病变，如气滞、血瘀、血虚、血热等，也会冲击圆运动的和谐，阻碍脏腑经络的正常运作，两者之间的恶性循环，深刻影响人体的生理功能与健康状态。

在《伤寒杂病论》的六经辨证体系中，六经包括太阳、阳明、少阳、太阴、少阴、厥阴。疾病的传变也是按照一定的圆运动规律进行的。

（1）从表入里的传变规律

太阳→阳明　疾病初起多在太阳经，若人体正气较盛，病邪可从表入里化热，传入阳明经。太阳主表，为圆运动的最外层，风寒之邪侵袭人体，首先表现为太阳经证，如发热、恶寒、头痛等。若太阳病不解，邪气入里化热，胃肠燥热亢盛，就会出现阳明病的大热、大渴、大汗、脉洪大等症状，这是病邪从表向里的传变，体现了圆运动由外及内的过程。

太阳→少阳　若太阳病邪不解，邪气可传入少阳。少阳为半表半里之经，处于太阳与阳明之间，是圆运动的中间环节。此时正邪交争于半表半里，出现往来寒热、胸胁苦满、默默不欲饮食、心烦喜呕等少阳病的症状，反映了病邪在表里之间的传变，也是圆运动轨迹上的一种过渡状态。

（2）表里相传与三阴经的传变

阳明→太阴　阳明病多为里热实证，若病情进一步发展，正气受损，或治疗不当，病邪可由阳明传入太阴。太阴为三阴之始，主运化，病入太阴则脾胃虚寒，出现腹满而吐、食不下、自利益甚、时腹自痛等症状，体现了圆运动中由阳入阴、由实转虚的变化，是病邪从阳明之热实向太阴之虚寒的传变。

少阳→厥阴　少阳病若失治误治，邪气可传入厥阴。厥阴为三阴之尽，具有阴尽阳生的特点，病入厥阴则阴阳失调，寒热错杂，出现消渴、气上撞心、心中疼热、饥而不欲食、食则吐蛔等症状，反映了病邪在圆运动中从少阳半表半里的枢机不利，发展到厥阴的阴阳气不相顺接的复杂状态。

（3）三阴经之间的传变

太阴→少阴　太阴病若病情迁延不愈，正气进一步虚衰，可传入少阴。少阴为心肾两脏，主水火阴阳，病入少阴则出现心肾阳虚或阴虚的证候，如少阴寒化证的无热恶寒、但欲寐、四肢厥冷、下利清谷等，或少阴热化证的心烦不得眠、口燥咽干、舌红少苔等，体现了圆运动中三阴经内部从太阴脾虚寒到少阴心肾阴阳虚损的传变过程。

少阴→厥阴　少阴病若不愈，病情继续发展，可传入厥阴。此时病情更为复杂，厥阴病的阴阳失调、寒热错杂之象更为明显，如厥热胜复、手足厥冷与发热交替出现等，反映了圆运动在三阴经中从少阴的阴阳虚损到厥阴的阴阳气不相顺接、寒热错杂的进一步演变。

　　深入理解圆运动与中医生理病理的内在关联，能够精准把握整体观念与辨证论治，为中医诊断、治疗及养生提供坚实的理论支撑，推动中医理论体系在新时代的传承与发展。

第二章

十三鬼穴

第一节　十三鬼穴历史源流

　　十三鬼穴是中医针灸学中专门用于治疗"鬼邪"病证（包括癫狂、癔症、癫痫等神志失常性疾病）的一组独特配穴。它以"开窍醒神、祛邪安神、化痰镇惊"为主要治疗理念，在古代备受重视并在不同时期的著述与临床实践中不断演进、定型。以下将从隋唐时期孙思邈在《备急千金要方》首次较系统地提及相关内容为起点，依次梳理其在宋元官方典籍与民间行医中的传播，以及明清时期的进一步完善与定型，直到近现代学者对其的再认识与研究成果，从而呈现"十三鬼穴"的完整历史源流。

一、隋唐时期：孙思邈《备急千金要方》的奠基

1.孙思邈对"癫狂"病证的重视

　　唐代名医孙思邈（约581~682年）在其巨著《备急千金要方》中将治疗"癫""狂""邪祟"等急重病证的经验进行了系统归纳。他不仅注重药物配方，也极为推崇针灸和放血的急救作用，提出对部分神志异常、发作猛烈的患者，可采用在特定穴位"刺络"或"泻血"的方式，以达到"祛邪外出""开窍醒神"的目的。

《备急千金要方》之中虽所用之穴皆以"鬼"字命名，然言"针有十三穴"，逮至明清，方有"十三鬼穴"之称，并出现了不同的流派。孙思邈选穴集中在头面部、四肢末端及躯干部关键交会点，力图从上下、内外多方位挽救患者于神志危难之际，体现了他对于神志失常病机的深刻认识与临床综合思维。

2."鬼邪"概念与针灸思路的衔接

《备急千金要方》中多次提及"癫""狂""邪魅所侵"，并提示医者要从"痰火蒙窍"与"气血逆乱"的角度进行施治，这就是后世"十三鬼穴"治疗思路的最初来源。孙思邈认为，此类急性或周期性发作的精神失常，与"痰浊壅塞、邪气上扰"密切相关，快速有力地针刺放血，能宣泄体内的邪火和瘀阻，为患者争取神志复原的契机。

这一思路在"十三鬼穴"后来的形成与传播中扮演着关键作用。医家不仅仅局限于单一的"祛邪"或"镇静"，还强调通达经络、开窍泄热，并结合整体辨证进行加减。从这一角度而言，孙思邈对"鬼邪"病证的关注与系统总结，堪称"十三鬼穴"体系的奠基之举。

二、宋元时期：官方典籍与民间行医的多渠道传播

1.官方医书对"开窍救急"方略的收录

宋代建立了比较完善的医政体制，组织编修了大规模的医学典籍，如《太平圣惠方》《圣济总录》等。这些著作虽然大多没有以"十三鬼穴"之名专章阐述，但在"癫痫""风搐""卒厥"等条目里，往往可见和孙思邈类似的穴位和放血治法。比如，《太平圣惠方》对于"中风癫证"的论述里，就列举了多处以头面部要穴和四肢末端放血为主的针灸方案；其中的水沟、少商、曲池等穴与后世"十三鬼穴"中的关键穴位相重合。这种在大型官修方书中的多次收录，使得"十三鬼穴"核心思路得以在官方系统里传播和巩固。

2.民间医者的灵活运用与口耳相传

与官方编撰相辅相成的是民间行医群体在临床中的灵活实践。宋元时期，战争与社会动荡让癫狂、惊厥等病证并不鲜见，民间医者常凭借简单而有效的针刺放血急救手段来挽回病患的性命。在这一过程中，很多行医者会参照孙思邈的选穴原则，但又会根据自己的临床体会或地理环境加以微调。有时把某些

穴名加上"鬼"字以彰显其"驱鬼辟邪"的特殊功效，有时又自行命名、互通有无，导致"十三鬼穴"在流传时出现略有差异的命名和取穴说法。尽管如此，核心的治疗思路并没有改变，大多依托头面、四肢末端、督脉等经络要穴，通过刺络放血或强刺激来"开郁"和"醒神"。这种基于民间实际需求而不断演化的过程，使"十三鬼穴"在宋元之际获得了更具广度的传播与积淀。

3.元代医学对神志病理的深化

元代时期，中医学继续与蒙医学、阿拉伯医学等相互吸收融合，对疯癫、惊厥的病理理解进一步深化，出现了对"热盛""痰盛""风动"等发病环节的强调。"十三鬼穴"与此种病理认识相契合，如风府用于息内风、少商可清热泻火、隐白可止血开窍等。因此，尽管当时未必有大量文献明确指出"十三鬼穴"，但从医案与零散记载中可以看出，这一针灸组合已在针对"风痰壅闭脑窍"的思路上延伸应用。元代对神志病理的认识为后来的明清时期对"十三鬼穴"的进一步整理、完善提供了理论铺垫。

三、明清时期：逐步定型与多家完善

1.明代针灸学的系统化与"十三鬼穴"整理

明代是针灸学系统化与实用化的关键时代。杨继洲在《针灸大成》中广泛引用历代针灸文献，虽然并未以"十三鬼穴"为单独篇章，但通过其所收集的"中风""癫痫""邪祟"等治疗穴位，能够对比出与后世"十三鬼穴"对应的诸多经穴。同时，明代其他医家也在注释古籍、编写医书的过程中，不断提到"开窍急救"之法。例如，部分著作直接点名"鬼宫""鬼封""鬼窟"等穴位，或强调在临床中应首取水沟、少商、劳宫、隐白等穴放血。这些记载使"十三鬼穴"的名称和选穴更趋一致，初步形成了我们今天常见的"十三鬼穴"的轮廓。

2.清代辨证论治体系下的精炼

到了清代，温病学说和更精细的辨证论治体系进一步发展，中医对精神失常、癫狂等疾病不再仅仅视为"鬼祟所扰"，而是将其归结于痰火蒙窍、肝风内动、阴阳失调等多重病因。"十三鬼穴"也在这一背景下被赋予更多内涵：如少商：用于清肺泻热、稳定情志；风府：息风开窍，安神定志；承浆、颊车等面口部穴位：帮助调整口舌歪斜、强迫性吞咽或言语失常；隐白：点刺放血以泄邪热、化痰开窍。同时，有医家提出若病势偏于阳热，可重用刺血手法；若病机偏于寒湿，则适度温灸或配合温阳药物。由此可见，"十三鬼穴"在清代的论述更加趋于多样化与个体化，也更能与整体辨证架构融会贯通。

3. 地方医派与家传医案的共同累积

明清之际，各地医派林立，加之文人学者都可能涉猎医书，致使许多私藏手稿、家传医案开始记录针灸实用经验。其中，关于"十三鬼穴"治疗癫狂、癔症、痫证的成功案例时有出现。一些医家甚至将此术称为"孙真人解厄法"，在危急时刻通过特定穴位的刺血以解救患者，充分证明了这一疗法被民间广泛认可。借助这些医案与地方医派的不断补充，"十三鬼穴"在穴位名称、取穴定位和操作细节上逐渐稳定，并广泛盛行于中医临床的神志病和急救领域。

四、近现代：中西医学交汇下的再认识与应用

1. 民国时期的传承与困境

民国时期，西医精神病学传入中国，"鬼邪"这一传统概念一度受到冲击，中医对癫狂、癔症等疾病的辨证思路也面临质疑。然而，在社会底层与偏远地区，仍有不少老中医沿袭针刺急救的法门，"十三鬼穴"作为一套行之有效的传统疗法被持续使用。部分民国医书和医学报刊中还可见其介绍与疗效报道，尽管内容不一定系统，但显示出该疗法顽强的生命力。

2. 1949年后与现代科研初探

1949年后，国家对中医药进行系统整理与保护，一些老中医及专家开始有计划地挖掘"十三鬼穴"在神经精神疾病治疗中的价值，并结合现代科学方法开展初步研究。有些中医学院、科研机构对针灸刺激时的脑电图、神经递质水平变化做过探索，发现对部分癫痫或癔症患者有一定干预作用。这些研究虽然规模有限，但为"十三鬼穴"的疗效从西医学角度提供了佐证，也进一步推动了针灸对神经、精神疾病治疗机制的学术探讨。

3. 国际化与多学科视野的交融

随着针灸技术走向世界，国际上对"十三鬼穴"也产生了浓厚的兴趣。部分国外针灸培训课程和临床实践中，将其视为具有"紧急开窍"特质的一组要

穴，适用于突发性癫痫、昏厥、精神极度紊乱时的辅助抢救。与此相应，如何在西方科学体系下解析"鬼邪"概念，以及如何在现代病理生理学框架内解释十三鬼穴的作用机制，成为新的学术话题。有学者从神经内分泌学与脑科学出发，推测其刺激可能影响中枢神经的抑制与兴奋平衡，或调动内源性镇静与免疫机制，从而在急性发作或骤然狂躁时起到缓解作用。虽然此类研究尚未达到大规模随机对照试验的程度，但为古老的"十三鬼穴"注入了现代生命科学的阐释元素。

五、小结

纵观隋唐至近现代的整个历史过程，十三鬼穴从最初在孙思邈《备急千金要方》中的多次"放血救急"经验记载，逐步扩散到宋元官方医书和民间行医者的口耳相传，再经由明清时期的辨证论治以及大规模医籍整理，逐渐定型成为一套临床意义鲜明、取穴操作相对明确的针灸方案。其所体现的"开窍醒神、镇惊祛邪、通调脏腑"理念，与中医对癫狂、癔症、癫痫等病机认识的演变同步成长，而在近现代中西医汇通的背景下，"十三鬼穴"更是以其特色疗效赢得学术关注，并在一定程度上进入国际针灸视野。尽管"十三鬼穴"在历史上曾出现名称、选穴、操作方法不尽相同的异文与分歧，但它的核心价值——针对神志失常类疾病所强调的急救开窍与整体调理始终未变。对于当代研究者与临床医者而言，这一极具中医特色的配穴法，不仅是宝贵的针灸遗产，更是一条可供融会贯通、不断拓展的学术路径。

第二节 十三鬼穴详解

一、水沟（鬼宫）

1.定位与归经

定位：位于面部正中，上唇与鼻底之间的人中沟（鼻唇沟）上1/3与下2/3交界处。

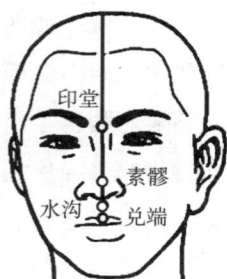

图2-1　水沟（鬼宫）

归经：任脉。

2.穴名释义

水沟是督脉要穴，古称"鬼宫"，暗喻此处乃"中枢与神明交会之宫"。寓意着可以唤醒"鬼"或"死"的人，是急救中的一个非常关键的穴位，具有强烈的急救效果。在中医中水沟常用于"开窍醒神"，被视为统御人体阳气的重要部位。

3.刺法与针法

一般采用指压或针刺，部分急症可点刺少量出血。可使用快速、短刺手法，刺激强度适中，能够迅速恢复患者意识。

4.主治

①神志类急症：突然昏厥、不省人事、癫狂发作。

②口唇歪斜、面瘫、上唇肿痛等局部问题。

5.配伍

该穴常与大陵（鬼心）、风府（鬼枕）一起使用，强心、复苏。

6.文献出处

《备急千金要方》《伤寒杂病论》《医宗金鉴》。

7.临床应用

此穴用于急性脑卒中、昏迷、癫痫等引起的神志丧失。它是常用的急救穴位，能够迅速恢复意识，治疗因脑血管损伤或中枢神经系统功能障碍导致的昏迷、失神等。

二、少商（鬼信）

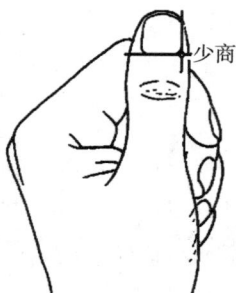

图2-2　少商（鬼信）

1.定位与归经

定位：位于拇指桡侧指甲角旁（近甲角根部）。

归经：手太阴肺经。

2.穴名释义

少商是肺经井穴，传统认为具有清热开窍、宣肺利咽之用。称"鬼信"，寓意能"通外达内、唤醒神明"，起到立即传达、恢复生命的功能，类似于"信号"的作用。常用于苏厥救逆。

3.刺法与针法

多采用点刺或浅刺，可挤压放血，亦可掐按代刺。短刺法，快速刺激，特别适用于治疗高热、昏迷等急症。

4.主治

①癫狂、惊厥、昏迷等神志异常。

②咽痛、扁桃体炎、发热等肺系急热证。

5.配伍

该穴常与大陵（鬼心）、风府（鬼枕）共同治疗急性呼吸衰竭和喘息。

6.文献出处

《针灸大成》《医宗金鉴》。

7.临床应用

用于治疗因中风、热病引起的神志不清、昏迷、癫痫等。此穴的应用效果在于疏通心火、清热解毒、恢复神志。

三、隐白（鬼垒）

1.定位与归经

定位：位于足大趾内侧趾甲角旁（近甲角根部）。

归经：足太阴脾经

2.穴名释义

隐白是脾经井穴，能止血、开窍安

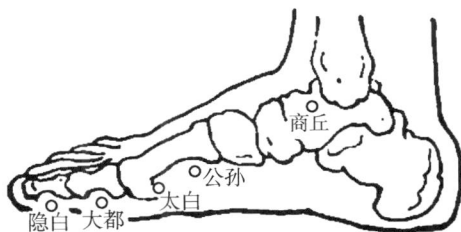

图2-3 隐白（鬼垒）

神。其名"鬼垒"，含有镇守、守护的意义，意指此穴犹如"堡垒"般能够稳定"气"的状态，稳固脾土，抵御"邪魅"，防止外邪入侵。

3.刺法与针法

常用点刺或按压放血，也可作浅刺结合指压，也可采用较深的针刺，力度适中，刺激时要根据患者的反应调整。

4.主治

①各种出血性疾病（便血、崩漏等）之辅助治疗。

②癫痫、惊厥、躁动不安等神志不宁的表现。

③脾虚食少、脘痞等脾胃病证之配合调理。

5.配伍

该穴与申脉（鬼路）配伍，可治疗脾虚引起的水肿、便秘等问题。

6.文献出处

《备急千金要方》《脉诀》《医宗金鉴》。

7.临床应用

隐白主要用于治疗由情志障碍、内分泌失调引起的神志病，如失眠、焦虑、烦躁等，调节情绪、安抚神志。常用于治疗躁狂症、癫痫、偏执性精神障碍等。

四、大陵（鬼心）

1.定位与归经

定位：位于腕掌侧横纹中央，掌长肌腱与桡侧腕屈肌腱之间凹陷处。

归经：手厥阴心包经

2.穴名释义

大陵是心包经要穴，宁心安神。其称"鬼心"，表明此穴与心脏相关，可以唤醒"心"的生命力，可直接调护"心神"，有强心作用。

3.刺法与针法

适合采用浅刺、轻刺或指压为主，亦可留针或配合捻转。电针配合使用可增强效果。

4.主治

①心烦、心悸、失眠、焦虑等心神不宁。

②癫狂发作、情绪异常爆发时之镇静调护。

③手腕部疼痛、麻木。

5.配伍

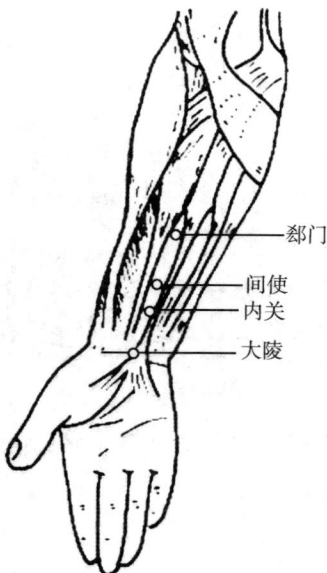

郄门
间使
内关
大陵

图2-4 大陵（鬼心）

该穴与水沟（鬼宫）、风府（鬼枕）一起使用，帮助恢复心脏功能、治疗心搏骤停等。

6.文献出处

《备急千金要方》、李时珍《本草纲目》。

7.临床应用

大陵常用于治疗心悸、失眠、焦虑、神志混乱等，也可用于治疗心血不足或心气虚导致的心神不安，具有镇静心神、安抚神志的作用。

五、申脉（鬼路）

1.定位与归经

定位：位于足外侧，外踝下缘与足跟之间的凹陷处。

归经：足太阳膀胱经

2.穴名释义

申脉是膀胱经要穴，沟通申时之脉动，常用于安神平风。其称"鬼路"，寓意疏通

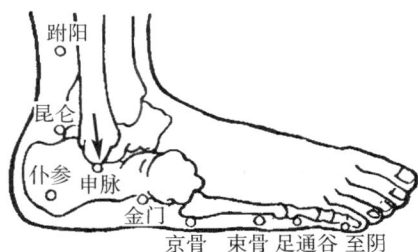

图2-5　申脉（鬼路）

经络之"通路"，具有引导和疏通生命力的作用，祛除潜藏之邪，是恢复元气的关键。

3.刺法与针法

通常使用深刺法，快速插入，刺激时需要注意力度。

4.主治

①头晕目眩、失眠多梦。

②颈项强痛、腰背酸紧。

③癫痫、惊恐等神志病之配合穴。

5.配伍

该穴与隐白（鬼垒）、海泉（鬼封）一起使用，治疗下肢无力、浮肿等。

6.文献出处

《针灸大成》《医宗金鉴》。

7.临床应用

申脉可以用于治疗因风邪侵袭导致的神志不清、昏迷、癫痫等急症。它有调节气血、清除风邪的功效，能帮助恢复意识，恢复神志。

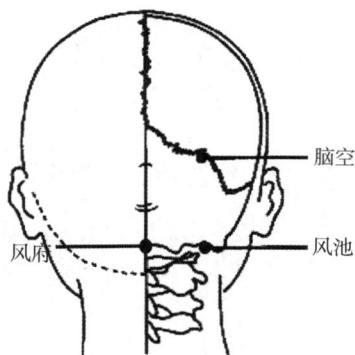

图2-6　风府（鬼枕）

六、风府（鬼枕）

1.定位与归经

定位：位于后颈正中，枕外隆突下方凹陷处。

归经：督脉

2.穴名释义

风府可息风开窍，古称"鬼枕"，表明此处紧贴脑后，以阻"鬼邪"上扰脑髓，可以帮助调理头部、恢复神志，是解除头部邪气的重要穴位。

3.刺法与针法

针刺时要使用斜刺，必要时可深刺，可以配合电针，增强治疗效果。

4.主治

①头痛、眩晕、颈项强痛。

②中风失语、疯癫、晕倒等突发性神志问题。

5.配伍

该穴与水沟（鬼宫）、大陵（鬼心）配伍，具有镇静、复苏的作用。

6.文献出处

《备急千金要方》、张仲景《伤寒杂病论》。

7.临床应用

风府主要用于治疗因风邪入侵、脑部异常引起的神志不清、头痛、昏迷等症。尤其对于脑震荡、头部外伤引起的神志障碍有明显疗效。

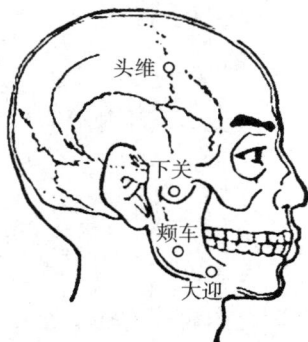

图2-7　颊车（鬼床）

七、颊车（鬼床）

1.定位与归经

定位：在下颌角前上方，当咬紧牙关时，咬肌隆起的最高点处。

归经：足阳明胃经

2.穴名释义

颊车与咀嚼、口腔相关。其名"鬼床"，喻"宿邪踞于颊腮"，刺之以散邪气，含有调和面部气血、安抚神志的作用，刺之能缓解面部和上颚的压迫感。

3.刺法与针法

多斜刺或直刺，逐步刺激，避免过深刺激，亦可指压、按揉咬肌。

4.主治

①牙关紧闭、口噤不语、面瘫。

②癫狂伴面部抽动、肌肉紧张。

5.配伍

该穴与大陵（鬼心）、风府（鬼枕）配合使用，用于恢复面部气血、缓解肿痛。

6.文献出处

《备急千金要方》、李时珍《本草纲目》。

7.临床应用

此穴用于治疗面部神经麻痹、面瘫、口眼歪斜等。通过刺激此穴，能够恢复面部肌肉的正常活动，改善精神症状。

八、承浆（鬼市）

1.定位与归经

定位：位于颏唇沟正中凹陷处。

归经：任脉。

2.穴名释义

承浆为下唇与颏之间承受唾液之处。其称"鬼市"，意在"会合口部经络、利舌开音"，能帮助气血畅通，恢复面部和咽喉的功能。

3.刺法与针法

轻刺或平刺为主，亦可手指按揉。

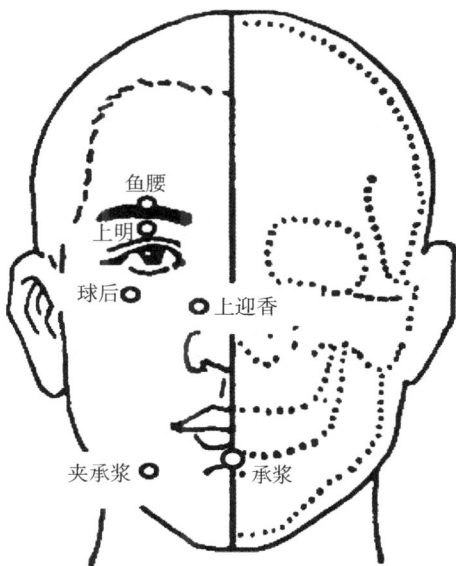

图2-8　承浆（鬼市）

4.主治

①口歪、流涎过多、口腔闭塞。

②喉中痰阻、言语失常。

③下颏部肿痛、三叉神经痛。

5.配伍

该穴与水沟（鬼宫）、劳宫（鬼窟）一起治疗急性中暑、昏迷等。

6.文献出处

《备急千金要方》《医宗金鉴》。

7.临床应用

此穴主要用于治疗口腔疾病以及神志混乱、咽喉肿痛等，还适用于治疗因气血虚弱引起的精神不振、神志不清等。

九、劳宫（鬼窟）

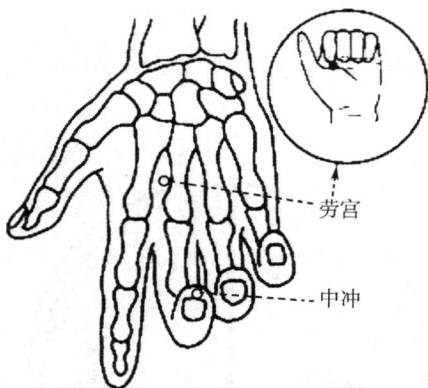

图2-9　劳宫（鬼窟）

1.定位与归经

定位：在手掌心，轻握拳时中指尖触及处。

归经：手厥阴心包经。

2.穴名释义

劳宫主清心泻火、安神。其称"鬼窟"，意指情志之邪"藏于内"。此穴能引导"鬼气"入"窟"，即帮助疏通心气，安抚精神。

3.刺法与针法

可指压或针刺；癫痫发作时常点刺出少量血。

4.主治

①心火亢盛导致的心烦、失眠、舌疮。

②狂躁或情绪难控时安神降火。

③手部麻木、手掌痛。

5.配伍

该穴与大陵（鬼心）、风府（鬼枕）联合使用，具有镇静、安神、复苏功能。

6.文献出处

《备急千金要方》《医宗金鉴》。

7.临床应用

劳宫常用于治疗因心火旺盛导致的躁狂、烦躁不安、失眠等。通过调节心气、安抚神志，能有效治疗因热邪或火气引起的精神病症。

十、上星（鬼堂）

1.定位与归经

定位：位于头部前发际正中上1寸处。

归经：督脉。

2.穴名释义

上星意指额上之星。其称"鬼堂"，强调"堂奥清明"，可醒神开窍，镇摄游离之"魂神"。

3.刺法与针法

一般平刺或微向后刺，也可艾灸。

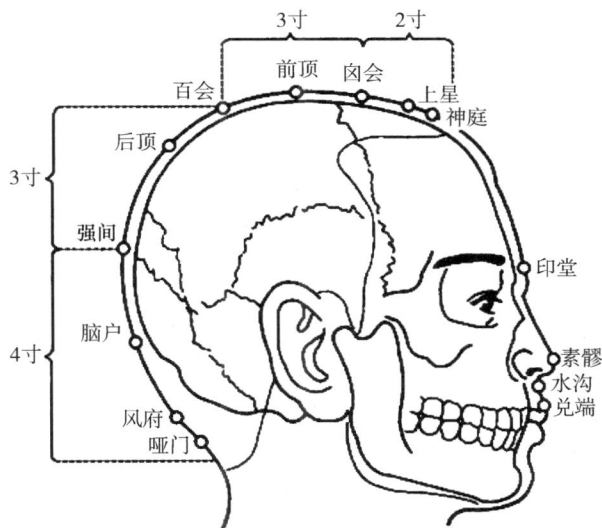

图2-10 上星（鬼堂）

4.主治

①头痛、眩晕、鼻炎、鼻塞。

②癫狂、失眠、精神恍惚。

③前额及上焦经气不畅之调理。

5.配伍

与风府（鬼枕）、水沟（鬼宫）一起使用，有助于安神镇静，治疗头部问题。

6.文献出处

《针灸大成》、李时珍《本草纲目》。

7.临床应用

上星主要用于治疗各种头痛、头晕、昏迷、癫痫等神志病。该穴能够调节头部气血，促进脑部血液循环，恢复神志，缓解焦虑症状。

十一、会阴、玉门头（鬼藏）

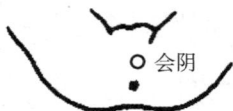

图2-11　会阴、玉门头
（鬼藏）

1.定位与归经

定位：阴囊根与肛门之间连线的中点为会阴（男性）。阴道口与肛门之间连线的中点为玉门头（女性）。

归经：任脉

2.穴名释义

"会阴"或"玉门头"属下焦要地，称"鬼藏"，寓意邪气深藏于此处，刺之可通调阴阳、挽救厥逆。

3.刺法与针法

多数采用指压或温灸，必要时可轻浅刺，需严守无菌操作。

4.主治

①急症回阳，挽救厥逆之证。

②尿便失禁、阴部胀痛等。

③癫狂抽搐时之镇摄。

5.配伍

男性会阴可与海泉（鬼封）、隐白（鬼垒）配伍，女性玉门头与申脉（鬼路）合用。

6.文献出处

《针灸大成》《医宗金鉴》。

7.临床应用

此穴用于治疗性功能障碍、精神虚弱等症，对因肾气不足导致的精神疲惫、记忆力减退、神志不清等有较好疗效。

十二、曲池（鬼腿）

1.定位与归经

定位：屈肘时，肘横纹外侧端凹陷处（在肱骨外上髁前缘）。

归经：手阳明大肠经

2.穴名释义

曲池为大肠经合穴，清热通腑气。其称"鬼腿"，喻"走窜邪气"，对风热毒邪有良好疏导作用。

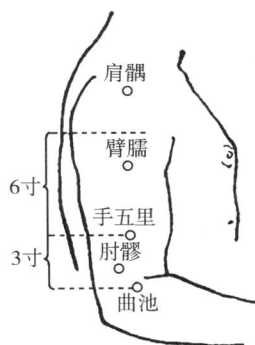

图2-12 曲池（鬼腿）

3.刺法与针法

多直刺或斜刺，可酌情加捻转或提插。

4.主治

①高热、上肢麻木疼痛。

②癫狂躁动等火热之症。

③皮肤病、高血压等清热解表之用。

5.配伍

该穴与海泉（鬼封）、申脉（鬼路）一起使用，主要治疗下肢功能障碍、虚弱等。

6.文献出处

《备急千金要方》《医宗金鉴》。

7.临床应用

此穴用于治疗因肢体疾患导致的神志不清、昏迷等。此穴常用于脑卒中后遗症、肢体麻痹的恢复，有助于神志清醒，缓解精神不安。

十三、海泉（鬼封）

1.定位与归经

定位：位于舌下正中，舌系带根部处。

归经：经外奇穴

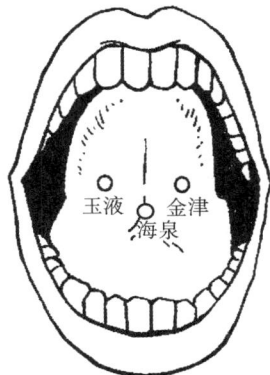

图2-13 海泉（鬼封）

2.穴名释义

"海泉"乃舌下脉络丰富之处，犹如泉涌，称"鬼封"，意在封闭"喑哑、舌强"之邪，使语言吐纳通畅。

3.刺法与针法

常用点刺放血或指压。舌下血管密集，操作需谨慎。

4.主治

①舌强、失语、语言不利。

②癫痫发作伴咬舌，口部抽搐。

③口腔溃疡、舌下肿痛。

5.配伍

该穴与申脉（鬼路）、隐白（鬼垒）一起使用，常用于治疗肾虚导致的浮肿、尿不尽等症。

6.文献出处

《针灸大成》《医宗金鉴》。

7.临床应用

海泉主要用于治疗精神虚弱、急躁、焦虑、失眠等，通过调整气血，缓解由内分泌失调引起的神志障碍。

第三节　十三鬼穴功能

"十三鬼穴"不仅有助于紧急治疗各种危重病症，而且在临床上具有重要的象征意义。每个穴位的名字都带有一定的象征或寓意，体现了中医深厚的文化背景和治疗哲学。不同的腧穴能够通过调整气血、阴阳、五行等，恢复患者的生理和精神健康，帮助患者从疾病中恢复过来。

水沟（鬼宫）：用于调节神志，安抚精神，尤其适用于昏迷、癫狂等。

少商（鬼信）：主要用于焦虑、躁动等情绪问题，具有安神定志的作用。

隐白（鬼垒）：常用于治疗癫痫、昏迷等，能清热解毒、安神定志。

大陵（鬼心）：主要调节心脏功能，适用于心神不宁、失眠等。

　　申脉（鬼路）：治疗由肝气郁结引起的神志病，尤其适合焦虑、抑郁等。

　　风府（鬼枕）：有疏风清热、安神定志的作用，适合治疗头痛、癫痫等。

　　颊车（鬼床）：有利于神志清醒，适用于治疗神志不清、癫痫等。

　　承浆（鬼市）：适用于治疗痴呆、昏迷等，能调节神志。

　　劳宫（鬼窟）：主要治疗心神不宁等心脏相关问题。

　　上星（鬼堂）：用于安抚神志，治疗失眠、神经症等。

　　会阴、玉门头（鬼藏）：有助于调节下焦，治疗神志问题。

　　曲池（鬼腿）：适用于治疗因外部压力引起的神志问题，如精神疲劳等。

　　海泉（鬼封）：具有清热解毒、安神定志的作用，适用于失眠等神志病。

　　上述"鬼穴"大多有急救的作用，常见的配伍方式是针对临床上出现的危重症状，利用多个鬼穴联合作用来恢复患者的神志和生命体征。经典中医著作，如《备急千金要方》《针灸大成》、李时珍的《本草纲目》和《医宗金鉴》提供了这些穴位的详细应用方法。

　　临床常用的十三鬼穴中，除海泉外，剩余十二穴，六穴为阳经穴（水沟、申脉、风府、颊车、上星、曲池），六穴为阴经穴（少商、隐白、太渊、承浆、劳宫、会阴），其中督脉三穴，任脉二穴，心包经二穴，肺、大肠、脾、胃、膀胱经各一穴。由此看来，所分属的六经在阴阳上是对等的，此为其调整阴阳之妙。因此，针刺上述腧穴具有调理全身阴阳平衡的作用。"阴阳者，天地之道也……治病必求于本"。疾病发生都涉及阴阳的失衡，神志类疾病的产生，归根结底是人体阴阳失衡，因而，调节阴阳也成为治疗神志病的主要方向。

　　十三鬼穴，督脉三穴、任脉二穴，督脉主循行于后背正中，其功能为"总督诸阳"。督脉与各阳经都有密切联系，又称之为"阳脉之都纲"。因其循行于背部正中线，两旁并行膀胱经，向上入络于脑，脑为元神之府，所以人的神志活动、脏腑功能均与督脉有关。当督脉经气失常，阴阳失调，即可能出现"大人癫病，小儿风痫"。任脉行于腹部正中，与诸条阴经都有交汇，故称之为"阴脉之海"，合用则调和一身之阴阳。现代研究也表明针刺任督二脉具有双向调节作用，可通过神经、内分泌、免疫系统调整大脑皮层中兴奋和抑制过程，使脑内神经突触间相关神经递质达到平衡，起到治疗神志病的目的。心包二穴，代心受邪，心主神志，故心包与神志的关系密切。肺与大肠相表里，大肠与胃为腑，主降主通，若腑气不通，则上扰神志，故取肺、大肠与胃三经。《丹溪心法》载："癫属阴，狂属阳……大率多因痰结于心胸间。"神志病多与痰饮相关。脾为生痰之源，肺为储痰之器，故取脾、肺二经，以理运脾肺之气以化痰，豁痰，开窍。《难经·二十难》云："重阴者癫，重阳者狂。"说明神志病与阴阳平衡密切相关。十三鬼穴包含六阴穴、六阳穴，通调一身之阴阳，可能是治疗神志疾病的作用机制之一。

十三鬼穴在临床上常用于治疗神志精神疾病，如西医学的抑郁症、焦虑症、痴呆、昏迷乃至围绝经期综合征等，尤其对精神异常、昏迷、癫痫、躁狂等神志障碍具有显著疗效。通过针刺这些特定穴位，可以调节气血、平衡阴阳、清理邪气，从而恢复神志。针刺时的刺激方法应根据患者的具体情况调整，通常需要较强的刺激以帮助恢复意识和安抚神志。十三鬼穴所治之病或为七情致病，或主症离奇古怪，不为一般方药能治愈，故称之为"鬼怪之疾"，当取鬼穴治之。古文献对十三鬼穴的记载，也主要用以治疗神志精神疾病。早在晋代《针灸甲乙经》记载："癫疾互引，水沟及龈交主之。"《备急千金翼方》云："百邪所病者，针有十三穴。"宋代王执中《针灸资生经》中亦载有应用孙思邈十三鬼穴治疗癫狂："配大陵治喜笑不止。"明代《针灸大成》《针灸聚英》均载有应用鬼穴治疗情志病的医案，如"狂言阳溪与太渊""梦魇不宁，厉兑相谐于隐白""风府主伤寒狂走欲自杀，目妄视，头中百病"。

第三章

圆运动理论下的十三鬼穴

第一节 经络运行的圆运动特性

一、经络流注与循环规律

在中医学中，经络系统被视为气血流动的通道，人体的各项生理活动和健康状态均依赖于这一系统的畅通无阻。经络的流注路径不仅是气血流动的路线，它还呈现出类似于循环系统的功能特性，体现了中医整体观念中关于人体内外、阴阳、气血相互作用的深刻理解。

1.经络的流注路径

（1）圆周流动与闭合系统

中医认为，经络的运行路径体现了自然调节与自我应答的能力。这不仅是经络与脏腑气血联系的基础，也是气血在全身流转的关键。例如，十二经脉的流注始于手太阴肺经，终于足厥阴肝经，形成一个完整的循环。奇经八脉的交会更进一步增强了这种循环结构，形成了复杂而有序的圆运动系统。具体来说，经络的流注形成了一个闭合的圆周运动，展现出鲜明的圆运动特性，这一特性不仅反映了人体内在气血的和谐循环，也深刻揭示了人体与自然界之间的紧密联系和相互作用。这种流动既依赖于脏腑的功能协调，又与经络的解剖结构紧密相关。经络系统通过气血的有序流转，体现了天人合一的哲学思想，表明人体的生理机制与自然规律相互契合，共同维持着生命的平衡与健康。

根据《黄帝内经》及其他中医经典著作的记载，人体的经络系统不仅是连接脏腑与四肢的"信息通道"，还在维持生命活动、调节生理平衡和健康状态方面发挥着至关重要的作用。经络的流注路径可以被理解为气血在经络中沿着固定路径流动，形成一个自我闭合、循环往复的系统。每一条经脉的流注路径都从身体的中心出发，向四肢、头面等外部区域流动，最终返回到体内，形成一个封闭的环状结构。这种流注方式与血液循环相似，但它更强调气血的升降、出入和流转的动态平衡。

气血的流动有序且节奏自然，不仅体现了经络系统的内在规律，还充分反映了中医"天人合一"的哲学思想。通过这种圆运动，人体的各项生理功能得以平衡调节，同时与自然界的生理节律相一致，从而保障机体健康。可以说，经络的这一运行方式不仅顺应宇宙自然的规律，也为人体维持稳定的生理状态和调节健康提供了核心机制。

（2）十二经脉的圆周流注

在中医理论中，十二经脉是经络系统的核心，是人体气血流动的主要通道，每一条经脉都与特定的脏腑器官相对应，形成一个完整的气血循环系统。十二经脉承担着维持生命活动、调节脏腑功能的重要作用。整体来看，十二经脉的流注呈现出一种类似"圆周运动"的模式，每条经脉的流注路径构成一个环状回路，通过这种圆周流动，气血从体内出发，经过四肢、头面等部位，最终又返回到体内，完成一次完整的流注过程，如此反复。这种循环不仅仅是气血的物理流动，更重要的是它通过阴阳的调节，保持身体内外、脏腑之间的平衡。以督脉为例，它的流注路径自会阴部开始，经过脊柱，最终流至头面部，再返回体内，形成一个沟通表里的闭合的圆周。通过这一过程，气血在全身流动，起到输送和调节作用，维持身体的动态平衡。

然而十二经脉的流注并非均匀，而是遵循"子午流注"规律，在特定的时间段内，气血流注最为旺盛。此外，每条经脉的流注不仅调节局部的气血状态，还通过与其他经脉的相互作用，完成对全身气血的综合调节与修复。气血在体表和脏腑之间交替流动，体现了气血流动的动态平衡。通过这种相互联系和作用，整个经络系统得以实现气血的协调流转，确保身体各部分的功能正常运作，维持内外环境的和谐统一。

这一规律的存在说明了气血流动与时间和脏腑功能的紧密关系。每条经脉的流注不仅调节局部气血，还通过与其他经脉的相互作用，调节全身的气血状态。以手太阴肺经和足阳明胃经为例，它们在流注过程中形成相互支持和制约的关系，肝脏、脾胃等脏腑功能也在这种气血流注的过程中得以调节与修复。

此外，十二经脉的流注不仅是气血的运输通道，更体现了中医对整体与局部关系的理解。气血在体表和脏腑之间交替流动，构成一个相互连接、相互依赖的系统。在这一过程中，阴阳的调和与五行的相生相克相互作用，维持着气血的动态平衡，帮助身体抵抗外邪、调整内环境，并保持各个脏腑在日常活动中正常运作。

（3）气血升降与中焦的作用

中医强调"气血为人体之本"，气血的运行对保持身体健康至关重要。经络系统就像是一个庞大的交通网络，气血通过这一网络在全身流动，确保各个组织和器官的生理功能。这一流动并非静态，而是呈现出一种动态的平衡机制。在健康状态下，气血流注畅通，脏腑功能协调，身体各部分的气血供应充足，从而维持内外的和谐统一。

在中国传统哲学中，万物被视为处于不断变化与循环之中，这一变化通过太极圆的形式得以展现。万物在如环无端的太极圆中进行着物质与能量的转换与交流，太极图通过阴阳的交替变化，体现了宇宙间万象的升降与转化。人体的气血循环同样遵循这一规律，气机的升降、出入始终依赖于中焦脾胃的功能。中焦的脾胃负责吸收食物中的营养，将其转化为气血，推动气血沿经脉流动。而下焦的元阳则提供了气机升降、流注周转的原始动力。当中焦气虚或下焦元阳不足时，气血就无法正常流注，导致气机滞涩或脏腑功能失调，从而引发气血衰弱、脏腑虚损、气滞血瘀等病理变化。

因此，维持气血流注的正常运行，需要通过调节脏腑的功能、疏通经络、恢复气血的升降出入，从而保证经络的流注路径畅通。通过疏通经络、调节脉络，可以有效改善气血不畅引起的各种症状，达到治疗疾病、维护健康的目的。

（4）经络流注与整体调节

在中医理论中，经络不仅是气血流动的通道，更是全身气血的整体调节系统。通过经络，气血在体内的循环流动形成了一种动态的平衡机制，确保了各个脏腑、器官及组织之间的协调运作，并赋予身体自我修复和自我调节的能力。这种循环流动的调节作用并非局限于局部气血的输送，还可以治疗全身的疾病，是一种促进全身健康、调节脏腑功能、增强机体抗病能力的整体性方法。

当外界环境发生变化时，气血流注的调节可以帮助身体适应新的环境，恢复健康状态。在中医临床中，调节经络流注是一项常见且有效的治疗手段。例如，针灸和推拿就是常用的经络调节方法。针灸通过刺激特定的腧穴，调节气血流注，疏通经络，从而达到缓解疼痛、改善脏腑功能的效果。推拿则通过手法的运用，直接作用于肌肉和经络，促进血液循环和气血流动，缓解因气滞血瘀引起的各种症状。以风湿病为例，风湿性关节炎常常因寒湿入侵，导致经络气血不畅、关节疼痛。通过针灸、艾灸等方法可以疏通相关经络，调整气血流注，帮助关节恢复活动能力，减轻疼痛。此外，中医还通过草药来调节气血。四物汤便是经典的调补气血的方剂，它通过调和气血，滋补脏腑，改善气血的流注状态，常用于治疗气血不足引起的各种症状，如贫血、疲乏无力等。

2.经络的时间特性

在中医理论中，经络的流注不仅有空间上的运动，也具有明显的时间特性，与昼夜节律和四季变化密切相关，这一特性与"圆运动"的概念相辅相成。《黄帝内经》指出，人体的经络气血运行在不同的时辰有不同的旺盛程度，这种时间性规律有助于人体与外界自然环境的同步。

（1）子午流注与气血的时间性调节

"子午流注"理论是中医对气血流注时间特性的总结，认为人体气血流动具有固定的时间节律，并与自然环境的变化相适应。该理论的核心在于人体气血流动的规律性和时间性，中医通过"子午流注"描述了人体气血在24小时内的流动规律。根据这一理论，人体的气血流动在24小时内呈现出一个有规律的循环，全天24小时被划分为12个时辰，每个时辰对应一条特定的经脉。每一条经脉在一天中的不同时间段，其气血流注状态都会发生相应变化，不同经脉在不同时间段呈现不同的旺盛状态，反映出与生物钟和昼夜节律的内在联系。这样规律的时间流注不仅帮助人体适应内外环境的变化，还对维持生理活动的协调起到了至关重要的作用。

例如，7：00~9：00胃经的气血流注最为旺盛。这一时段，胃经的活跃促进消化系统的功能，帮助胃部的消化酶分泌和食物的处理，有助于食物的消化与吸收，为一天的活动提供充足的能量和营养。而在3：00~5：00，肺经的气血流注达到高峰，此时，肺部的功能最为活跃，能够更有效地进行氧气的吸入与二氧化碳的排出，增强呼吸系统的功能；此外，肺经的旺盛也有助于促进体内的免疫反应，提高机体对病原的抵抗力。23：00~3：00，则是胆经和肝经最为活跃的时段，在这一阶段，肝脏的解毒和代谢作用最为显著，胆经则有助于排出体内的毒素。这一时段是肝脏和胆腑排毒和自我修复的最佳时机，帮助体内毒素的代谢与清除，为身体的再生提供支持。通过这种昼夜节律性的气血流注调节，人体能够适应外界环境的变化，保持生理功能的协调与平衡。

"子午流注"理论表明经络的圆运动不仅体现在空间上，也体现在时间上的流动周期，这一节律与人体的生物钟高度契合，帮助维持内外环境的平衡与稳定。如果这一规律受到干扰，便可能引起气血的失衡，导致疾病的发生。因此，顺应经络的时间特性可以帮助调节身体状态，提升健康。

（2）一气周流与生物钟的契合

经络流注的时间性不仅体现在个体的24小时周期中，还与人体的生物钟高度契合，形成了一个内外环境协调的系统。生物钟是调节人体各项生理活动的内部机制，控制着各项生理活动的周期性变化，影响着睡眠、体温、激素分泌、代谢等重要生理过程。中医的"子午流注"理论与生物钟的节律高度重合，通过顺应这一内在节律，人体能够在不同的时间段高效地进行各种生理活动，从而保持内外环境的平衡与稳定。

例如，生物钟会影响人们的睡眠模式，早晨和白天人体的代谢水平较高，适宜进行较为活跃的生理活动。到了晚上，人体的代谢率逐渐降低，进入修复和恢复的阶段，这与肝经和胆经在23：00~3：00的活跃时间相吻合。在这一时段，人体通过排毒和细胞修复，恢复一天的元气。

在这一过程中，经络流注的时间性调节使得气血流动的方向和强度与人体的生理需求相匹配，从而增强了机体对外界刺激的适应能力。顺应这一生物节律，人体能够高效运作，达到最佳的生理状态。

（3）子午流注与自然节律的联系

"子午流注"理论不仅与人体的生物钟相契合，还与外界自然节律息息相关。中医认为，人体的气血流注不仅受自身内在因素的调节，也与外部的自然环境、季节变化和昼夜变化密切关联。气候、温度、湿度等外部因素通过影响人体的经络流注，使得气血流动呈现出不同的变化，从而帮助人体适应自然界的周期性变化。

《黄帝内经》明确指出，人体气血的流注在不同的时辰表现出不同的旺盛程度，这一规律帮助人体与外界自然环境保持同步。例如，夏季时，人体气血流注较为旺盛，阳气上升，活动力较强。冬季时，人体则进入休养生息阶段，气血流注相对缓慢，有助于保持体内的阴阳平衡。这种与四季变化同步的气血流注模式，体现了中医"天人合一"的整体观念。

3.经络的生理作用

在中医学中，经络不仅仅是气血流注的通道，更是维持机体生理平衡的关键系统。其流动呈现出"圆运动"的特性，这种运动不仅是气血流动的物理表现，也蕴含着调节和维持人体各项生理功能的深层作用。中医学认为，气血在经络中流动的过程中，能够带动脏腑功能的运转，促进新陈代谢，增强免疫力，并通过对各系统的调节以维持人体的整体平衡。经络的畅通性直接影响到气血的流动，而气血的正常流动又与脏腑的功能密切相关。当经络阻塞时，气血流动受阻，可能引发各种病理反应，如疼痛、肿胀、麻木等症状。因此，经络的生理作用可以从多个层面进行探讨，包括输送营养与代谢产物、调节脏腑功能以及传递信号与调节免疫等。

（1）输送营养与排泄废物

经络在气血流通中扮演着至关重要的角色。气血作为生命活动的基础物质，通过经络输送营养物质和氧气，确保各脏腑和组织的正常功能。具体而言，血液携带着从消化系统吸收的营养，通过经络传输至全身各个部位，为各个组织和器官提供所需的能量。此外，气血流动还帮助运送代谢废物和体内产生的毒素，通过经络输送至排泄器官，最终排出体外。可以说，经络在物质的输送与排泄中起到了桥梁作用，是维持生命活动平衡的重要网络。

（2）调节脏腑功能

每一条经络与特定脏腑相连，气血通过经络的流动直接影响脏腑的生理功能。例如，肝经在调节气血方面起着至关重要的作用。肝经可疏泄肝气，调节情绪，通过促进气血流动来缓解体内郁结，改善睡眠质量。同样，脾胃经络的功能协调有助于消化系统的正常运作，肺经的气血流注通畅则促进呼吸系统的健康。

这种通过经络实现的脏腑功能调节，也体现了中医整体观念，即人体各脏腑并非孤立存在，而是通过经络相互联系、相互影响，构成一个有机整体。每一条经络的活跃与否，直接影响到与之相关的脏腑的功能状态，反之亦然。例如，脾气虚弱可能导致气血生成不足，进而使得整个气血流注不畅，这种失衡状态若得不到及时调节，可能导致多种病理反应的发生。

（3）传递信号，调节免疫

经络不仅是气血流动的通道，还是信息传递的媒介。它们在体内形成了一个广泛的信息网络，能够迅速响应外界刺激和内部变化。通过经络的调节，人体能够在面临外界压力或内部失衡时迅速做出反应。这种反应性调节在增强免疫系统、调动自我修复能力方面发挥着重要作用。

中医针灸和推拿等疗法通过刺激特定的经络穴位，可以激活身体的自我修复机制，调动免疫系统的功能，帮助机体恢复健康。例如，针灸通过刺激经络的特定部位，能够促使气血流通，缓解局部炎症，调节内脏的功能，从而改善免疫力，缓解疼痛，促进血液循环等。

4.圆运动实现的生理功能

经络的"圆运动"特性是中医学气血流动的核心概念之一。圆运动不仅保障了气血在体内的正常运行，还在病理状态下发挥了重要的调节作用。通过调节阴阳与气机升降出入，圆运动能够在微观层面上保持机体的生理平衡，进而促进身体的健康与疾病的恢复。

（1）圆运动与气血的正常运行

在中医理论中，气血是维持生命活动的基本物质，而经络则是气血流动的通道。气血在经络中的流动遵循明显的规律性和方向性，这种流动状态呈现出"圆运动"特性，即气血沿着固定的经络路径进行循环流动，顺畅地在全身循环，形成一个闭合的回路，确保身体各个部位的气血供应和功能的正常。正如《灵枢·营气》所记载："营气之所行也，逆顺之常也。"揭示了气血循环的规律性，说明经络气血的循环对于维持健康和调节病理状态至关重要。

这种气血的圆周流动不仅为全身气血的循环提供基础，也确保了气血的平衡与稳定。一方面，气血的流动为脏腑提供必需的养分与氧气，保证了机体的代谢与修复，另一方面，气血的流动还将代谢废物和体内毒素通过经络传递至排泄系统，从而帮助机体排除体内不必要的物质，维持内外环境的稳定。因此，气血流动的畅通与否，直接关系到人体健康的维护，成为维持生命活动和调节病理状态的基础。

（2）圆运动与阴阳平衡的调节

"圆运动"不仅仅是气血的物理流动，它深刻体现了中医关于阴阳平衡的哲学思想。在中医理论中，阴阳是维持人体健康的基本法则。阴阳的升降、交替和转化通过气血的流注得以实现，形成了一个动态的平衡系统。经络的圆运动，正是阴阳调节的重要途径之一。

在气血流动的过程中，圆运动的规律性能够协调阴阳的平衡，调节气血的流动方向与速度。例如，白天阳气旺盛，气血上升至体表，增强身体的功能；夜晚阴气上升，气血下行，促进休息与修复。通过这种规律的升降流注，圆运动帮助维持了机体的阴阳平衡。在生理健康的状态下，圆运动确保气血能够自如流转，保持阴阳动态平衡。

然而，当这种平衡被打破时，气血的流动就会受到影响，可能导致气滞、血瘀、阴阳失调等病理状态的发生。例如，气机不畅、气血不通等问题，往往表现为身体的疲劳、疼痛、内分泌失调等症状。通过调节气血的流动，恢复经络的畅通，可以帮助调整阴阳平衡，促进身体的康复。

（3）圆运动与疾病的恢复

经络的圆运动特性不仅维持着健康状态，在疾病的恢复过程中也发挥了重要作用。当体内的气血流动不畅，导致某些脏腑的功能受损时，圆运动通过调节气血流动的速度、方向与力量，帮助恢复气血平衡，促进身体的自我修复。例如，在慢性病或免疫功能紊乱的情况下，气血流注可能变得迟缓或不畅，这时通过针灸等中医疗法可以刺激特定的经络，恢复气血的流动，疏通阻塞，进而促进脏腑的功能恢复。通过恢复圆运动，气血能够重新回到正常的循环路径，帮助机体的各个系统恢复协调运作，从而促进疾病的恢复。

"营气之所行也，逆顺之常也"这一理论强调了经络气血流动的常态和规律性。这一规律不仅在健康状态下起到维持身体平衡的作用，更在疾病状态下成为调节和恢复的重要机制。通过调节气血的流动，恢复经络的畅通，能够在很大程度上改善疾病的症状，促进康复。

二、十三鬼穴在经络圆运动中的节点作用

十三鬼穴作为中医针灸学中的重要组成部分，具有独特的经络分布和治疗功能，历代医家对其研究与应用不断深化。古人将变幻莫测者谓之"神"，阴险为害者谓之"鬼"，并将起病突然、表现异常的精神、神志病症归咎于"鬼作祟"，因此将能够治疗这些病症的有效穴位称为"鬼穴"。根据《内经》和《针灸大成》等经典文献，鬼穴被认为是重要的调节点，在经络圆运动中具有重要的节点作用，能够调节气血流动，促进阴阳平衡，影响全身的经络循环和脏腑功能。随着医学的发展，十三鬼穴不仅仅用于神志病的治疗，还用于调整全身气血，恢复阴阳平衡。

1.十三鬼穴的经络分布

十三鬼穴，又称"鬼门穴"，是指一些特定的腧穴，其具体组成历代有所不同，尽管有诸多版本，但一般认为这些穴位分布于任督二脉及四肢末端，包括足阳明胃经、足太阴脾经、手阳明大肠经、手太阴肺经等。具体来说，这些腧穴位于人体的不同部位，主要分布在四肢末端、躯干以及头面部，是与脏腑器官的功能密切相关的关键节点。鬼穴的分布规律与脏腑之间的联系，强调了脏腑气血与经络的密切关系，体现了经络系统的整体性。根据《内经》记载，鬼穴是"鬼神所居"，被认为具备特异的疗效，能够影响气血的流注和脏腑的调节。例如，"鬼宫"位于水沟，"鬼信"位于少商，这些穴位在经络气血循环的关键节点起到重要的枢纽作用，具有独特的生理作用。通过刺激这些特定的穴位，可以调节全身阴阳、气血流动以及脏腑的功能，通过促进经络气血的流通，起到疏通瘀滞的作用。

2.十三鬼穴与圆运动的关联性

（1）十三鬼穴的气血流注与经络圆运动

在中医理论中，气血在周身的流动，承载着身体各个系统之间的相互协调。经络的"圆运动"是气血流动的核心特性之一，它体现了气血在经络中周期性、

规律性地循环，帮助维持身体的生理平衡。据《灵枢·营气》叙述，经脉的流注始于肺经，依次循环至肝经，再由肝经入胸，上行经前额至头顶，再沿督脉下行至尾闾，经阴器而通任脉上行，再回注入肺经。这表明任督二脉在气血流注中不仅有各自的流注路径，还直接参与十二经的循环运转。张载义认为，任脉与督脉各自有升降的流注规律，同时在十二正经流注完成后接续运行，构成十四经脉的整体大循环。十四经气血的运行大致分为三路：一为督脉沿躯体后正中线向下运行，一为任脉沿躯体前正中线向上运行，另两路为十二正经左右对称的循行。经气由肺部分为三路后，形成全身气机循环的完整圆运动。圆运动不仅仅是气血的物理表现，它也是中医对人体生理功能调节的深刻理解，而十三鬼穴的气机运动与经络的圆运动规律高度一致。

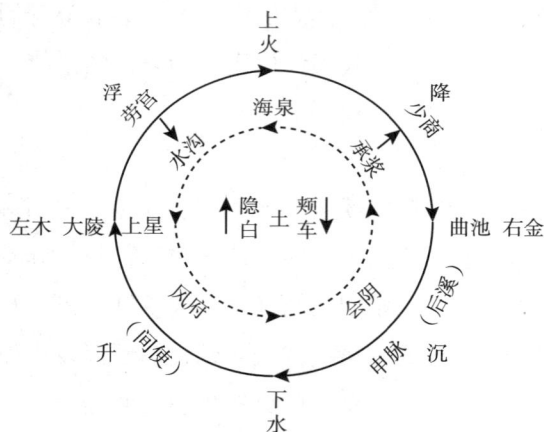

图3-1　十三鬼穴气机圆运动图

　　基于十四经气血大循环的规律，推演十三鬼穴的气血流注顺序：少商→曲池→颊车→隐白→（后溪）→申脉→（间使）→大陵→劳宫→水沟→上星→风府→会阴→承浆→少商。其中，水沟、上星、风府、会阴、承浆等穴位可增强任督二脉的自身循环功能，其余穴位则通过左右两侧调节十二正经的气血运行，从而实现对脏腑阴阳气机的全面调控。具体而言，鬼穴位于与脏腑功能密切相关的经脉节点上，通过对十三鬼穴的适当刺激，能够恢复气血在经络中的圆周流动，推动体内的气血流转，实现气血的升降出入，促进阴阳平衡，从而达到治疗和调节身体功能的效果。例如，任督二脉贯穿全身，作为阴阳的"总纲"，它们贯穿了十三鬼穴的流注过程，在气血流注的过程中起到了重要的枢纽作用，刺激任督二脉的鬼穴，可以调节全身阳气的流动，恢复经络的通畅，达到调和阴阳的效果。此外，四肢末端的鬼穴能够通过局部刺激，引导气血流向脏腑，疏通经络，恢复气血的平衡。这些作用均体现了鬼穴在经络圆运动中的节点作用。

在气血流注的过程中，鬼穴通过调节气血的流动方向、速度和强度，确保气血能够顺畅地循环于全身。这种流动模式体现了中医的"圆运动"思想，即气血流动不是一成不变的，而是遵循一定的规律，形成一个闭合的循环系统。其作用机制体现了经络圆运动的动态性与调节性，强调了气血循环在维持人体健康中的核心作用。

（2）十三鬼穴与"一气周流"理论的契合

黄元御的"一气周流"理论，核心在于阐述宇宙中气的循环流转规律。根据黄元御的理解，宇宙万物都源自"道"，而"道"是一种无形的、无所不在的根本力量。气是道的体现，构成了宇宙的基本元素，并通过流转来维持天地万物的生生不息。具体而言，"一气周流"指的是气在宇宙中按照一定的规律周而复始地流动。它不是单向的、线性的，而是一个无始无终的循环过程。这种气的流动既无处不在，又无时不在，不断推动着宇宙的变化与发展。

在这一理论框架下，黄元御强调，气的流动并非简单的物质运动，它包含着生命和精神的动能。气的周流并不仅仅适用于宏观的宇宙观，也可以在个体的生命和身体的运作中找到类似的模式。通过"一气周流"，万物得以相互联系、相互作用，构成一个动态平衡的整体，只有当气的流动畅通无阻、达到和谐平衡时，宇宙和生命才能维持其正常运转和发展。

从这个角度看，"一气周流"不仅揭示了宇宙与生命之间的内在联系，也为理解自然界的循环规律提供了深刻的哲学基础。这一理论为后来的中医学、气功等提供了重要的思路，强调通过调和气的流转来实现身心的和谐与健康。因此，黄元御的"一气周流"理论不仅是对气的流动方式的描述，更是对宇宙、生命和人类相互关系的深刻洞察。

根据黄元御的"一气周流"理论，气机循环模式体现了阴阳的互根互化、气机升降出入等动态过程。从气血流注顺序来看，十三鬼穴的气血流注遵循一个完整的循环过程，其中包括了气血在任督二脉、十二正经及奇经八脉中的流动。在这一过程中，任督二脉作为气血流注的总纲，主导气血的运行。具体来说，鬼穴的气血流注顺序包括从少商至曲池、隐白、申脉等，形成一个环形的气血流动路径。这一路径与"一气周流"理论中的气机循环模式相合，体现了气血流动的规律性和动态性。通过"水火既济"的气化模型，十三鬼穴帮助气血实现流注的平衡，促进阴阳的调节。

黄元御《四圣心源》指出，水火相济是人体气血流动的核心机制之一。通过刺激如水沟、上星、风府等督脉上的鬼穴，可以促进阳气的升发；而会阴、承浆等任脉上的鬼穴，则有助于阴精的潜藏。水火制衡，有助于促进气血流注的顺畅，维持机体的阴阳平衡，防止气血失调。

"升降平衡"是气血流注中的另一个重要原则。脾胃作为"中土"，其气主升降，负责气血的生成和运化。若中土失职，升降失调，则气血阴阳失衡，精神紊乱。十三鬼穴中，隐白与颊车两穴分别位于脾经和胃经，通过调节这两个关键的升降穴位，能够帮助恢复脾胃气机的平衡。隐白、颊车的调节作用体现了十三鬼穴在维持身体气血流注中的关键作用，尤其在调节脾胃、恢复气血平衡方面具有重要意义。

而肺经作为十四经脉的气血源头，其功能的正常运作对全身气血的调节至关重要。少商作为肺经的井穴，不仅起到了调节肺气的作用，还通过刺激肺经和大肠经的气血流注，促进气血的宣发与肃降，从而协调整体气机，确保全身气血的平衡。同样，曲池等穴位也通过其对经络气血的调节作用，帮助气机升降，进一步强化了肺经和大肠经在维持全身气血平衡中的重要地位。

第二节　阴阳动态平衡与十三鬼穴

一、病理状态下的阴阳失衡与穴位调控

阴阳作为中医理论的核心，贯穿于自然界与人体生命活动，其动态平衡是维持健康的基础。当疾病发生时，阴阳平衡被打破，表现为阴阳偏盛或偏衰，进而引发气血失调与脏腑功能紊乱等问题。常见的阴阳失衡形式包括阳盛阴虚、

阴盛阳虚、阴阳两虚及阴阳格拒等，这些病理状态需要有针对性地进行调节。

经络理论中，人体经络系统由十二正经和奇经八脉共同构成，是气血运行的主要通道，而腧穴是经络的重要节点。通过对穴位的适当刺激，可以疏通经络、调节气血，进而恢复阴阳平衡。例如，对于阳盛阴虚者，可取清热泻火的曲池、合谷等穴位以泻其过盛之阳；而阴盛阳虚者则可取温补阳气的关元、命门等穴位以补益不足之阳。此外，十三鬼穴作为一组特定穴位，具有独特的调控作用，特别是在调节神志、恢复阴阳平衡方面效果显著。通过合理组合与循经刺灸法，十三鬼穴能够在阴阳失衡的病理状态下有效促进经络气血的整体调节，恢复机体阴阳的动态平衡。

二、十三鬼穴在圆运动调节中的应用

从经络气血的运行来看，十三鬼穴在十四经气血大循环中占据重要地位。任督二脉作为气血循环的主干线，与左右两侧的十二正经共同构成三路圆运动。十三鬼穴中的水沟、上星、风府等穴位位于任督二脉的关键节点，具有疏通气血、调节上下阴阳的功能。少商通过调节肺经的气血运行，平衡上下气机，促进气血的宣发与肃降。属足太阴脾经的隐白则健脾醒神、调节气血生化。

在实际应用中，十三鬼穴通过多穴联动，在气血的流注中发挥整体调节作用。例如，采用十三鬼穴的循经排列刺灸法，从少商到承浆依次刺激穴位，可推动气血沿经络顺序流动，形成整体气机的通畅运行。其圆运动的特性有助于纠正因局部瘀阻或经络不通引发的气血失调，从而实现阴阳动态平衡。

三、十三鬼穴在病症调节中的作用

十三鬼穴在病症调节中的作用主要体现在调节气血流动、促进阴阳平衡及治疗各类病症的过程中。通过刺激鬼穴，帮助疏通气血，调节脏腑功能，改善病理状态。鬼穴在中医治疗中，尤其是治疗中风昏迷、癫痫发作、热病神志昏迷等急性病和长期的失眠、抑郁症、精神分裂症等慢性病，发挥了重要的作用。在临床上主要用于调节因阴阳失衡引发的精神病症、神志障碍及多种疑难杂症，其疗效已在长期的实践中得到验证。

1.调节气血流动

十三鬼穴能够显著改善气血运行，缓解因气滞血瘀引起的多种病症。例如，脾经的鬼穴隐白对胃肠气滞、腹痛等症状具有显著疗效，刺激肺经鬼穴少商可以改善因气虚导致的呼吸功能障碍。通过精准刺激这些鬼穴，能够有效恢复气血流动，缓解由气血不畅引发的各种病症。

2.促进阴阳平衡

十三鬼穴在调节阴阳失衡方面也发挥着重要作用。例如，治疗寒热错杂型疾病时，刺激具有温阳作用的穴位可以提升阳气，改善寒湿性病症；刺激具有清热作用的穴位则能清热泻火，缓解热证。而对于虚实不调的病症，通过辨证选穴能够恢复阴阳平衡，调和体内气血流注。

3.神志障碍与精神病症

鬼穴对神志障碍的调节作用最为突出，尤其是在现代临床中，许多情志失调、焦虑、抑郁等问题都可应用鬼穴来治疗。通过刺激与脑神经系统密切相关的鬼穴，可以促进神经传导物质的分泌，改善神经功能，调节大脑皮层的兴奋与抑制过程，达到缓解症状的效果。

精神病症多为阴阳失调、心神不宁所致。十三鬼穴中的水沟、上星、风府等穴位通过清心安神、泻火除烦，有助于改善心神不宁、情绪紊乱等症状。大陵、劳宫则通过清心经火热，进一步调节心神、疏解痰火，调节心肝气血的平衡。研究显示，采用十三鬼穴针灸治疗精神病患者，可显著缓解症状，提高生活质量。

4.瘫痪与运动功能障碍

脑卒中或中枢神经损伤导致的瘫痪多涉及气血阻滞及经络不通。十三鬼穴中的曲池、申脉等穴位能够疏通经络、活血化瘀，从而改善瘫痪部位的气血运行，促进肢体功能恢复。同时配合任督二脉的穴位如风府、会阴，可进一步强化气血运行的整体协调性，达到更全面的治疗效果。

5.内科病症调节

在内脏功能调节方面，十三鬼穴也具有广泛适应证。例如，隐白通过调节脾经功能，可改善消化不良、腹泻等症。承浆则具有通调任脉的作用，对月经不调等妇科问题有显著疗效。通过整体调节脏腑功能，十三鬼穴能够有效平衡脏腑阴阳，恢复正常的气机运行。

6.疑难杂症的治疗

对于痰厥、癫狂等复杂病症，十三鬼穴的应用更体现了其独特的调控机制。例如，采用少商、隐白、水沟联合治疗痰厥，可通过疏导经络、通利痰浊，缓解急性发作症状。针刺"鬼封"海泉（舌下中缝）能够迅速唤醒意识，疏通气血，恢复脏腑功能。此外，对于慢性疲劳综合征、情绪紊乱等，十三鬼穴通过平衡整体阴阳，恢复气血运行，缓解情绪障碍和意识紊乱，展现了良好的调理效果，表明十三鬼穴在经络圆运动中的重要性。

7.免疫调节与自我修复

十三鬼穴在免疫调节和自我修复方面的作用同样不可忽视。在一些慢性疾病和免疫系统疾病的治疗中，针灸刺激鬼穴能够通过调和气血、疏通经络，激活免疫系统功能，显著提高机体对外界侵袭的抵抗力，增强自我修复能力，从而促进脏腑功能的恢复。例如，在风湿病、类风湿关节炎等以炎症和免疫功能异常为特点的疾病中，鬼穴通过调节气血流动，缓解局部炎症、减轻疼痛，并帮助患者恢复正常的生理功能。同时，刺激鬼穴有助于增强身体的自我修复能力，改善免疫系统的平衡，进而加速受损组织的修复过程。在这些疾病的治疗中，鬼穴不仅起到缓解症状的作用，更通过调整机体内在的自我修复机制，促进了患者的长期康复和免疫功能的恢复。

第三节　十三鬼穴整体组方

十三鬼穴的整体组方以中医"整体观"为核心，强调经络与气血的全面调节，其组方不仅仅是单一穴位的应用，而是通过穴位间的相互配合，实现治疗效果的最大化。通过系统的配伍方法，达到协同增效的作用。

1.穴位间的功能互补

（1）疏通经络与醒脑开窍

鬼宫（水沟）与鬼堂（上星）的联合使用，不仅能够疏通督脉，还能促进脑部气血流通，增强醒脑开窍的效果。

（2）调节阴阳平衡

鬼藏（会阴）与鬼市（承浆）配对，有助于调和任督二脉，实现阴阳的平衡，这对于维持身体的自然节律至关重要。

（3）情志调摄与气血和谐

鬼心（大陵）与鬼窟（劳宫）结合，特别适用于情志不稳和气血失调的患者，有助于恢复情绪的稳定和气血的流畅。

2.配伍方式的层次化

十三鬼穴的组方注重层次分明，结合主穴与配穴的作用特点，根据病情轻重与患者个体差异进行灵活组合。

（1）主穴的核心作用

鬼宫（水沟）和鬼堂（上星）在调节脑部功能和精神状态中起到核心作用。

（2）配穴的辅助功能

鬼臣（曲池）和鬼床（颊车）辅助主穴，通过疏通气血和调节情绪，增强治疗效果。

3.针刺顺序与手法

为发挥组方的最大效能，针刺时必须考虑穴位的刺激顺序和特定的针刺技巧。例如，优先刺激醒脑穴位（如鬼宫、鬼堂），以激活气机，为后续治疗打下基础，后续逐步调节宁心穴位（如鬼心、鬼窟），以逐步调整气血，安定情志。

4.组方应用原则

现代临床研究表明，十三鬼穴整体组方在治疗抑郁症、癫症等精神类疾病中效果显著。例如，在一项针对50例抑郁症患者的研究中，采用十三鬼穴组方治疗后，超过80%的患者症状得到显著改善，这表明了其在调节中枢神经系统方面的显著优势。另外在实际应用中，根据患者的症状表现，如失眠、焦虑等，可以调整配伍方法，选择更加针对性的穴位进行治疗。

（1）辨证施治，结合患者具体情况

十三鬼穴用于治疗神志病时，必须根据患者的具体症状和病因来选穴和调节治疗。神志病的发生与患者的气血、脏腑、精神状态等密切相关，因此在选择穴位时要考虑病情的虚实、寒热、阴阳等方面。

（2）结合五行理论调和气机

中医治疗神志病常通过调节五行的平衡来恢复患者的精神状态。十三鬼穴通过对特定经络的刺激，能够调和五行的气机，改善脏腑功能，从而影响神志和心理状态。

（3）局部与全身配合，强化治疗效果

在治疗时，可以将十三鬼穴与其他腧穴结合使用，尤其是在治疗由脏腑失调引起的神志病时。局部针刺加上全身调理能增强疗效，达到更好的治疗效果。

（4）穴位刺激手法的选择

不同鬼穴的治疗手法有所不同。针灸时可以根据病情选择合适的针法，如平补平泻、捻转提插等，或结合艾灸、拔罐等方法来增强疗效。同时，手法的轻重、深浅也会影响治疗效果。

（5）注重情志调理

十三鬼穴除了直接作用于经络和脏腑外，还能起到调节情志的作用。许多神志病都与情绪波动密切相关，因此通过刺激这些特定的腧穴，有助于稳定情绪，疏解压力，调节精神状态。

（6）针对性治疗特定病症

这些穴位不仅治疗广泛的神志疾病，还具有针对性的治疗效果。例如，大陵主要用于调节心气，适用于心神不宁、失眠等。风府常用于头痛、癫狂等病症，能疏风清热，安抚神志。少商主要用于治疗焦虑、烦躁等情绪症状。隐白主要治疗痴呆、昏迷等症状。

（7）注重患者体质

十三鬼穴的应用也需要考虑患者的体质，特别是在调节神志时，某些患者可能需要补充气血，有些则需要泻火或清热。因此，根据不同患者的体质特点，调整治疗方案是十分必要的。

（8）治疗过程中注意心理疏导

在使用十三鬼穴治疗神志病时，不仅要注重物理治疗（针灸、推拿等），还应进行适当的心理疏导。神志病多由心理因素引起，因此治疗时要通过患者的心理状态来辅助治疗。

（9）调节脏腑功能

神志病常常涉及脏腑功能失调，尤其是心、肝、脾、肾等。十三鬼穴通过刺激这些特定的腧穴，能够直接或间接调节脏腑的功能，达到治疗效果。例如，治疗由肝气郁结引起的神志病时，常选择风府、申脉等穴位来疏通肝气，调节情绪。

（10）治疗过程中的个性化调整

每个患者的神志病可能有不同的诱因和表现，因此，治疗时应根据患者的病情表现和体质特点进行个性化调整。必要时，可以根据治疗反应调整针灸的强度或配合其他疗法。

（11）循序渐进，逐步调整

由于神志病的治疗往往需要较长时间，治疗过程中要循序渐进，根据患者的恢复情况逐步调整治疗方案。十三鬼穴通常用于长期调理，尤其适合慢性神志病的治疗。

（12）联合其他治疗方法

十三鬼穴作为一种辅助治疗手段，通常需要与其他治疗方法如中药、气功、心理疗法等联合使用，形成综合治疗方案，才能获得更好的疗效。

（13）定期随访与效果评估

在治疗过程中，要定期随访，评估治疗效果，及时调整治疗方案。这有助于患者恢复，防止病情复发。

第四章

十三鬼穴神志病临床应用

第一节　抑郁症

抑郁症是一种常见的心理障碍，其核心特征包括持久的情绪低落、对日常活动的兴趣或愉悦感显著降低，伴随不同程度的认知功能障碍和身体症状。根据世界卫生组织（WHO）的统计，抑郁症是全球范围内导致失能的主要原因之一，严重时可导致自残或自杀行为。虽然抑郁症的发病率在不同地区和人群中有所差异，但其普遍性和潜在的危害使其成为全球公共卫生领域的重点关注问题。

【病因】

（一）西医学

抑郁症是一种复杂的多因素疾病，其发生机制涉及遗传学、神经生物学、心理学和社会环境等多方面。

1.遗传学

抑郁症的遗传性虽不如某些单基因遗传病显著，但仍有明显的家族聚集现象。研究表明，一级亲属中有抑郁症患者的人，患病风险是普通人群的2~3倍。在单卵双生子中，如果一个人患抑郁症，另一人患病的概率约为50%，而双卵双生子为20%~30%，提示遗传与环境因素的共同作用。此外，尽管未发现单一的抑郁症致病基因，但某些与神经递质功能相关的基因（如5-HTTLPR基因变异）可能增加个体对抑郁症的易感性。此外，基因与环境的相互作用（如童年逆境对携带特定基因变异者的影响）也受到广泛关注。

2.神经生物学

抑郁症患者的神经生物学变化主要集中在神经递质失衡、神经回路功能异常及神经内分泌系统过度激活。

（1）神经递质失衡

①5-羟色胺（5-HT）：5-HT是调节情绪的重要神经递质，抑郁症患者常表现为5-HT功能下降，包括5-HT再摄取过度或受体敏感性减退。这一机制是选择性5-HT再摄取抑制剂（SSRIs）类抗抑郁药的理论基础。

②去甲肾上腺素（NE）：NE不足可能导致兴趣丧失、疲劳感增加和注意力下降。

③多巴胺（DA）：DA的减少与抑郁症患者的快感缺失和动力降低密切相关，尤其在涉及奖赏和愉悦的脑区（如伏隔核）。

（2）神经回路功能异常

抑郁症患者的前额叶皮层、海马和杏仁核等脑区体积可能发生缩小或功能异常。前额叶皮层负责高级认知和情绪调控，其功能减弱可能导致情绪调节困难。海马与记忆和应激反应相关，体积缩小与慢性压力有关。杏仁核参与负性情绪加工，其过度活跃可能导致患者对负性刺激的过敏反应。

（3）神经内分泌系统过度激活

抑郁症患者常表现出下丘脑-垂体-肾上腺轴（HPA轴）功能的亢进，导致皮质醇水平升高。长期高水平皮质醇不仅会影响海马神经元的可塑性，还可能加剧情绪障碍。此外，亚临床甲状腺功能减退被认为与某些抑郁症患者的发病有关，尤其是难治性抑郁症。

3.心理学

心理学因素在抑郁症的发病中扮演着重要角色，其中应激事件如生活中的压力、亲人丧失等，往往成为抑郁情绪的触发点。与此同时，个体的认知模式也起着关键作用，抑郁症患者常常陷入消极思维，如过度自责、灾难化思维和以偏概全，这些认知偏差使他们难以看到事物的积极面。此外，患者往往自我评价过低，感到无助和无望，这种自我认知的偏差进一步加剧了抑郁症状。而在应对问题时，采取回避型应对方式的个体更容易让问题积压，导致抑郁情绪不断恶化。这些心理学因素相互交织，共同构成了抑郁症发生的心理土壤。

4.社会环境

社会环境因素在抑郁症的发病机制中占据着显著的地位。经济层面的压力，如财务困境、收入不稳定或经济萧条所带来的就业不确定性，均为抑郁症的滋生提供了土壤。职业领域的挑战，如长期的工作压力、失业或职场欺凌，同样能够触发个体的心理应激反应，进而可能导致抑郁症的出现。社会结构的动荡，如政治不稳定、社会治安问题或文化冲突，也为个体的心理健康埋下了隐患。

家庭环境作为社会环境的一个重要组成部分，其和谐与否对个体的心理健康有着深远影响。家庭关系紧张、亲子沟通障碍或家庭暴力等负面因素，都可能成为抑郁症的催化剂。社会支持系统的薄弱，体现在个体在遭遇生活困境时缺乏来自亲朋好友的情感支持与实际援助，这种孤立无援的状态极大地提升了抑郁症的发病率。

此外，社会文化背景对个体的心理预期与行为模式有着深刻的影响。教育系统的竞争压力、社会对个人成就的过高期望，以及对于成功标准的单一化定义，都可能导致个体在追求这些目标的过程中感到挫败和无力，从而诱发抑郁情绪。社会对于心理健康问题的认知不足和普遍存在的污名化现象，不仅限制了患者寻求帮助的渠道，也加剧了他们的心理负担，使得抑郁症的治疗和康复过程变得更加艰难。综上所述，这些复杂的社会环境因素相互作用，共同构成了抑郁症发生与发展的外部社会背景。

（二）中医学

抑郁症属中医学"郁证"范畴，是由于情志不舒，气机郁滞所致的一类病症，主要是肝、脾、心受累以及气血失调而成。郁证的病因有情志所伤和体质等因素两个方面，由于情志刺激导致肝失疏泄、脾失健运、心失所养，脏腑阴阳气血失调，而成郁证。七情过极，尤其悲忧思怒，超过机体的调节能力，气机郁滞，导致郁证发生。如《金匮翼·积聚统论》所说："凡忧思郁怒，久不得解者，多成此疾。"郁证的发生亦与机体自身的状况有着极为密切的关系，如体质素弱，机体的调节能力低下，如遇情志刺激，多易发为郁证。如罹患重症顽疾，脏腑气血失调，因病而郁，也可导致郁证的发生。

【症状】

抑郁症的症状通常分为情绪症状、认知症状、行为症状和躯体症状四个方面。

1.情绪症状

抑郁症患者最典型的表现是持续性情绪低落，如悲伤、绝望或空虚感。这种情绪状态通常不受外界环境的显著影响，且难以通过简单的娱乐活动或人际互动缓解。此外，患者往往感到无助和无望，对未来持极度消极的态度。

2.认知症状

抑郁症患者可能伴随注意力不集中、记忆力减退、思维迟缓等认知功能障碍。他们常对自己、周围环境及未来持负面评价，甚至出现无价值感和强烈的自责心理。在严重情况下，患者可能出现妄想或自杀意念。

3.行为症状

抑郁症通常导致患者行为的显著改变，患者可能减少社交活动，回避人际交往，甚至出现工作或学业上的明显退步。有些患者还可能表现出异常的激越行为，如烦躁不安或过度依赖他人。

4.躯体症状

抑郁症的躯体症状表现包括食欲和体重的显著变化、失眠或嗜睡、疲乏感、头痛或消化系统不适等。慢性躯体化症状是许多患者寻求帮助的主要原因，多数患者倾向于通过身体不适表达心理痛苦。

【西医诊断】

目前，抑郁症在全球的诊断和分类标准主要有两种，包括《国际疾病与分类（ICD-11）》和《精神障碍诊断与统计手册第5版（DSM-5）》。根据ICD诊断标准，抑郁症的核心症状包括心境低落、兴趣和愉快感丧失以及疲劳感或活力减退；其他症状包括注意力集中困难、自我评价和自信心降低、自罪观念或无价值感、认为前途黯淡、自伤或自杀的观念或行为、睡眠障碍以及食欲下降。诊断抑郁症需满足至少2条核心症状和2条其他症状，且症状持续2周及以上，对工作、生活及社交造成严重影响。同时需排除重性精神疾病、器质性精神障碍及躯体疾病所导致的抑郁症状群，方可确诊为抑郁症。

抑郁症的病程可分为急性发作期和慢性抑郁状态，急性发作期指症状在短期内迅速出现，常伴随功能显著受损；慢性抑郁状态指症状持续存在两年以上，尽管严重程度可能较轻，但同样对患者生活质量造成长期影响。严重程度则根据症状数量、强度及对功能的影响程度进行分级，具体分为轻度、中度和重度。轻度抑郁症表现为症状数量较少，影响范围有限，患者仍能维持日常活动，但感到较为吃力；中度抑郁症的症状更多更显著，对患者的日常生活和社会功能造成明显干扰；重度抑郁症则症状严重且广泛，导致患者生活、工作和社交几乎完全失能，甚至可能伴随明显的自杀意念或行为，需紧急干预。病程与严重程度的综合评估对于个体化治疗方案的制定至关重要。

【中医辨证】

1.肝气郁结

精神抑郁，情绪不宁，善太息，胸部满闷，胁肋胀痛，痛无定处，脘闷嗳气，不思饮食，大便不调，女子月事不行。舌质淡红，苔薄腻，脉弦。

2.气郁化火

急躁易怒，胸闷胁胀，口苦而干，或头痛、目赤、耳鸣，或嘈杂吞酸，大便秘结。舌质红，苔黄，脉弦数。

3.痰气郁结

精神抑郁，胸部满闷，胁肋胀满，咽中如有异物梗塞，吞之不下，咯之不出。苔白腻，脉弦滑。

4.心神失养

精神恍惚，心神不宁，多疑易惊，悲忧善哭，喜怒无常，时时欠伸，或手舞足蹈，喊叫骂詈。舌质淡，脉弦。多见于女性，常因精神刺激而诱发，临床表现多种多样，但同一患者每次发作多为同样几种症状的重复。

5.心脾两虚

多思善虑，心悸胆怯，失眠健忘，头晕神疲，面色无华，纳差。舌质淡，苔薄白，脉细弱。

6.心肾阴虚

虚烦少寐，惊悸，健忘，多梦，头晕耳鸣，五心烦热，腰膝酸软，盗汗，口干咽燥，男子遗精，女子月经不调。舌红，苔少或无，脉细数。

【针刺疗法】

1.主穴

水沟（鬼宫）、大陵（鬼心）、承浆（鬼市）、隐白（鬼垒）、申脉（鬼路）、海泉（鬼封）。

2.配穴

肝气郁结配期门、肝俞；气郁化火配行间、侠溪；痰气郁结配丰隆、中脘；心神失养配通里、心俞；心脾两虚配心俞、脾俞；肝肾亏虚配肝俞、肾俞。咽部异物哽塞感明显者配天突、照海。

3.操作方法

首针水沟（鬼宫），进针向上斜刺0.3~0.5寸，大陵（鬼心）直刺0.5~1寸，承浆（鬼市）直刺0.3寸，申脉（鬼路）直刺0.5~0.8寸。以上穴均行小幅度捻转泻法1~2分钟，平补平泻，后留针30分钟；海泉（鬼封）点刺出血，不留针；隐白（鬼垒）温和灸20分钟，温和灸强度以患者自觉温热、局部皮肤红晕为宜，注意避免灼伤皮肤。

4.取穴依据

水沟为督脉穴，具有苏厥开窍、调节脑神的作用。大陵为手厥阴心包经的输穴和原穴，能调节气血，舒畅心情，改善焦虑、抑郁等情绪问题。承浆为任脉穴，具有调和阴阳、疏通气机的作用。隐白是足太阴脾经的井穴，具有疏通经气、开窍醒神的功效。申脉是足少阳胆经与阳跷脉的交会穴，有调节阴阳跷脉平衡的作用。海泉为经外奇穴，位于舌下部，是沟通心肾的要穴，具有醒神安神、开窍通络的功效。

【验案举隅】

胡某，男，40岁。2020年8月8日初诊。患者主诉急躁易怒伴左耳耳鸣两年余。患者两年前无明显诱因出现急躁易怒，遇事易激动，并难以控制，伴左耳持续耳鸣，难以忍受，胸闷不适，口干苦，纳食不香，寐差，大便秘结，小便正常。患者曾行头颅CT、心电图等多项检查，均未见明显异常，本次就诊神志清，精神可，言语流利，对答切题，情绪急切，较为激动。舌质红，苔黄，脉弦数。

中医诊断：郁证，证属肝郁化火，横逆胸中。

治则：疏肝解郁，清肝泻火。

处方：针灸治疗，风府（鬼枕）、大陵（鬼心）、劳宫（鬼窟）、曲池（鬼腿）、上星（鬼堂）。

操作：风府（鬼枕）向下颌方向缓慢刺入0.5~1寸，不留针，开阖泻法；大陵（鬼心）、劳宫（鬼窟）直刺0.3~0.5寸，曲池（鬼腿）直刺1~1.5寸，上星（鬼堂）透神庭，平刺0.5~0.8寸。此四穴均行小幅度捻转泻法1~2分钟后留针30分钟，出针予开阖泻法，隔日针刺1次。

疗效：治疗4次后，患者自觉胸闷好转。连续针刺10次后，耳鸣减轻，急躁易怒明显好转，自觉可以控制，纳食渐香，守前法继续治疗。坚持2个疗程后，患者情绪稳定，耳鸣明显减轻，不影响生活，胸闷基本消失，纳食及睡眠基本正常。后患者偶尔复诊针灸治疗，随访半年未复发。

第二节 焦虑症

焦虑症是一种普遍存在的心理障碍，其特点为持续且过度的担忧和恐惧。它通常在日常生活中表现为难以遏制的紧张情绪，严重干扰个体的日常生活和工作。焦虑症的成因复杂多样，涉及遗传、环境、心理以及生物化学等多个因素的相互作用。女性的患病率高于男性，家族病史的个体风险更高。此外，外伤、内科疾病、压力、其他精神疾病以及药物或酒精的使用都可能成为诱发因素。焦虑症有多种类型，包括广泛性焦虑障碍、惊恐障碍、社交恐惧症、特定恐惧症和分离焦虑障碍等。患者可能会经历心慌、出汗、颤抖、肌肉紧张、注意力难以集中、睡眠障碍、肠道问题等症状，并在行为上表现出坐立不安、四肢轻微震颤、运动僵硬、气促及窒息感等。治疗通常需要综合性的方法，涵盖心理治疗、药物治疗以及生活方式的调整。

【病因】

（一）西医学

焦虑症的西医发病机制是一个复杂的过程，它涉及生物学、心理学、社会环境以及药物和疾病等多个领域的交互作用。在生物学领域，神经递质功能失衡被认为是焦虑症的关键机制之一。研究指出，大脑中5-羟色胺（5-HT）、去甲肾上腺素（NE）和γ-氨基丁酸（GABA）等神经递质水平或功能异常可能导致情绪调节障碍。进一步脑功能影像学研究揭示，杏仁核的过度活跃和前额叶皮层调控能力不足可能导致过度的情绪反应和难以抑制的焦虑情绪。遗传学研究亦表明，焦虑症具有一定的家族聚集性，具有焦虑症家族史的个体患病风险显著高于一般人群。

在心理学领域，童年时期经历重大创伤事件，如虐待、丧亲或被忽视，可能对个体的情绪调节能力和安全感产生深远影响，增加焦虑症的发生概率。此外，某些性格特质，如过度追求完美、对失败高度敏感或倾向于回避问题的个体，患焦虑症的风险也更高。这些心理特征可能源于个体的早期生活经历，或因长期应对压力不当而形成的思维和行为模式。例如，一个人如果在成长过程中经常遭受批评和否定，可能会发展出一种对失败的极度恐惧，这种恐惧感会随着时间的推移而根深蒂固，从而在成年后面对挑战时，容易产生焦虑情绪。

社会环境因素亦是焦虑症的重要诱因。长期处于高压状态，如工作压力大、经济困难或复杂的人际关系，可能导致个体难以调节压力反应，最终诱发焦虑症。不良的社会支持系统，如缺乏可信赖的亲友，可能使个体在面对生活困境时感到孤立无助，从而加重焦虑情绪。此外，重大生活变故，如失业、离婚或家庭成员患病，也可能成为焦虑症的直接诱因。这些事件不仅对个体的心理状态产生即时影响，还可能在长期内影响个体的情绪稳定性和应对策略。

药物和疾病的影响亦不可忽视。一些躯体疾病，如甲状腺功能亢进、心血管疾病和慢性疼痛等，常伴发焦虑症状，并可能因症状加重焦虑情绪。此外，某些药物或毒品，如咖啡因、苯丙胺或酒精的过量使用，可能引发或加重焦虑反应。药物戒断症状也可能导致暂时性的焦虑加剧。因此，在诊断和治疗焦虑症时，需要全面评估个体的药物使用史和身体健康状况，以制定适当的干预策略。医生通常会建议患者进行生活方式的调整，如规律的作息、健康的饮食习惯以及适量的体育锻炼，同时可能需要心理治疗和药物治疗相结合的方式来缓解症状。

（二）中医学

焦虑症属于"郁证""惊恐""心悸""怔忡""脏躁""不寐""百合病""奔豚"等中医情志病及心脑疾病的范畴。焦虑产生的根本原因在于脏腑功能失调、气血失和，而七情过极是导致焦虑的关键触发因素。焦虑的发病过程主要涉及肝、心、脾、胆等脏腑，其基本病理变化通常起始于肝气失于疏泄，随后气郁转化为火，并产生痰，这些病理因素相互作用，扰乱心神，长期累积导致气阴受损，脏腑功能虚弱，形成虚实交织的复杂病理状态，使得病程难以缓解。七情太过常与外界刺激有关，例如负面的社会生活事件可能触发易感个体的脏腑功能失衡。这种脏腑功能的紊乱不仅促进了痰、饮、水、湿、瘀、火等病理产物的形成，而且使得病情表现出复杂的因郁致病和因病致郁的特点。

【症状】

焦虑症的症状通常分为心理症状、躯体症状和行为症状三个方面。

1.心理症状

焦虑症患者常常表现出过度担忧，对未来或日常生活中的小事感到难以控制的害怕，即使问题并不存在实际危险。同时，他们可能感到注意力难以集中，思维被负面想法占据，对事情的发展充满失控的恐惧。这种心理状态还伴随情绪的波动，如易怒、烦躁，以及反复出现的强迫性思维，难以停止对糟糕结果的假设和推测。

2.躯体症状

躯体症状是焦虑症的重要特征，往往与心理压力密切相关。患者可能经历心悸、胸闷、呼吸困难等不适，甚至感到类似心脏病发作的惊恐。此外，持续的肌肉紧张、头痛、胃肠道问题（如恶心或腹泻）以及手脚出汗也是常见表现。许多患者还会出现睡眠障碍，如难以入睡、易醒或睡眠质量差，这些问题进一步加剧了他们的疲惫感。

3.行为症状

在行为层面，焦虑症可能会出现回避行为或对特定事物的强烈恐惧，例如主动避开人多的场所或害怕某些情境。此外，患者的情绪往往较为低落，频繁感到绝望、无助、孤独，认为自己的状况无法改善，对生活失去兴趣。这种多方面的症状交织在一起，严重影响了他们的日常生活和社会功能，亟须专业的干预与治疗。

【西医诊断】

焦虑症的诊断依据主要包括患者的临床表现、病史和心理评估。根据《国际疾病与分类（ICD-11）》或《精神障碍诊断与统计手册第5版（DSM-5）》的标准，焦虑症的核心症状表现为过度的担忧或焦虑，患者对日常活动或事件产生无法控制的担忧，且持续时间至少6个月，并伴有心悸、胸闷、呼吸困难、震颤、注意力难以集中、易疲劳、肌肉紧张、睡眠障碍等生理或行为症状。以广泛性焦虑障碍为例，诊断要求患者6个月大部分时间内对多种情境或事件过度担忧，至少同时符合易激惹、注意力不集中、肌肉紧张、易疲劳、睡眠障碍等其中3项症状。此外，诊断时需排除焦虑症状由生理性原因（如甲状腺功能亢进、心血管疾病）或药物滥用（如咖啡因、酒精戒断）导致，并需与其他精神障碍（如抑郁症、强迫症、创伤后应激障碍）相区分。为进一步确认，临床常采用gad-7焦虑自评量表或汉密尔顿焦虑量表（HAMA）等工具进行评估。最终，心理医生或精神科医生会综合患者的症状表现、心理评估结果、生活事件和遗传因素等多方面信息进行诊断。

【中医辨证】

1.肝郁化火证

情绪不宁，郁闷烦躁，胸胁胀痛，脘闷嗳气，不思饮食，大便不调，或见急躁易怒，口苦而干，或头痛、目赤、耳鸣，或嘈杂吞酸，大便秘结。舌质红，苔黄，脉弦或弦数。

2.瘀血内阻证

心悸怔忡，夜寐不安，或夜不能睡，多疑烦躁，胸闷不舒，时有头痛胸痛如刺。舌暗红边有瘀斑，或舌面有瘀点，唇紫暗或两目暗黑，脉涩或弦紧。

3.痰火扰心证

惊恐不安，心烦意乱，性急多言，夜寐易惊，头昏头痛，口苦口干。舌红苔黄腻，脉滑数。

4.心脾两虚证

心悸头晕，善恐多惧，失眠多梦，面色无华，身倦乏力，食欲不振。舌淡苔薄，脉细弱。

5.心胆气虚证

心悸胆怯，善恐易惊，精神恍惚，情绪不宁，坐卧不安，少寐多梦，多疑善虑。舌淡红，苔薄白，脉沉或虚弦。

6.心肾不交证

情绪低落，多愁善感，虚烦不寐，心悸不安，健忘，头晕耳鸣，腰膝酸软，手足心热，口干津少，或见盗汗。舌红，苔薄，脉细或细数。

7.肾虚肝郁证

情绪低落，倦怠疲乏，反应迟钝，烦躁易怒，腰膝酸软，短气胸闷，善太息，健忘，失眠多梦。舌质淡或暗，舌苔白，脉沉细或沉弦。

【针刺疗法】

1.主穴

水沟、大陵（双侧）、申脉（双侧）、风府、承浆、劳宫（双侧）、上星、曲池（双侧）、海泉。

2.配穴

肝郁化火型加太冲、合谷；瘀血内阻加血海、膈俞；痰火扰心型加丰隆、阴陵泉；心脾两虚型加心俞、脾俞；心胆气虚型加心俞、胆俞；心肾不交型加心俞、肾俞、太溪；肾虚肝郁型加肾俞、太冲。

3.操作方法

患者取坐位，用75%的酒精对针具及针刺局部皮肤进行常规消毒，水沟，向上斜刺0.3~0.5寸；大陵，直刺0.3~0.5寸；申脉，直刺0.3~0.5寸；风府，向下颌方向缓慢刺入0.5~1寸；承浆，斜刺0.3~0.5寸；劳宫，直刺0.3~0.5寸；上星，平刺0.5~0.8寸；曲池，直刺0.5~1寸，以上穴位按顺序快速进针得气后予强刺激，行捻转手法，频率为每分钟120次，时间持续1分钟，不留针；嘱患者张口卷舌，在舌下系带中点对海泉进行快速点刺，可有少量出血。

4.取穴依据

水沟（鬼宫）可调节阴阳和镇静醒神，帮助调畅情志，缓解心神不宁；大陵（鬼心）清心安神，理气宽胸，减轻胸闷心悸；申脉（鬼路）刺激脑海，改善失眠；风府（鬼枕）祛风醒脑，缓解风邪引起的焦虑；承浆（鬼市）沟通阴阳，调和情志，纠正阴阳错乱；劳宫（鬼窟）开窍醒神，清热镇惊，泻火安神，对抗心火亢盛；上星（鬼堂）升提阳气，安神清脑，治疗神志不清；曲池（鬼腿）通腑泄热，改善阳明热结引起的焦虑；海泉（鬼封）清心泻火，安定心神。

【验案举隅】

患者高某，女，35岁。2022年7月因"烦躁、焦虑2个月余，入睡困难1周"就诊。2个月前患者因多重压力，自觉烦躁不安、焦虑，当时未予特殊处理。近1周来，患者入睡困难，寐时多噩梦，易惊醒，偶感胸闷心悸，查超声心电图及动态心电图均无异常。现患者为求进一步治疗，遂来门诊就诊。刻下症：焦虑，易烦躁，喜怒无常，入睡困难，偶有胸闷不畅，汗出，胃纳一般，二便调。舌红、苔黄腻，舌体胖大、边有齿痕，脉浮弦数。

西医诊断：广泛性焦虑症，睡眠障碍。

中医诊断：郁病、不寐，痰火扰心证。

治则：清热化痰，调整阴阳。

处方：水沟、大陵、百会、膻中、上星、印堂、合谷、内关、神门、足三里、三阴交、太冲、太溪、丰隆。

操作：患者仰卧位，予0.25mm×0.40mm不锈钢针进行针刺，先下肢，后上肢，次头面部，先阴经后阳经的顺序进行针刺。留针30分钟，每周3次，10次为1个疗程，连续治疗3个疗程。

疗效：1个疗程后，患者睡眠情况较前改善，焦虑烦躁较前缓解，无明显胸闷、心悸等不适感。胃纳可，夜寐安，舌淡红、苔薄，脉弦数。患者症状好转，耳尖放血疗法改1周1次，继续予针刺、耳穴压豆、情志疗法等治疗方案。3个疗程后，患者情绪稳定，夜寐可，症状基本消失。

第三节　失　眠

失眠是指由于多种原因引起的入睡困难、易醒、早醒、睡眠质量低下、睡眠时间减少等病症。如果症状出现不到3个月，则为短期症状，如果症状每周出现3次或3次以上，持续3个月或更长时间，则为慢性症状。调查显示，失眠的患病率为10%~20%，其中约50%为慢性症状。短期的失眠会导致注意力不集中、困倦，长期的失眠会导致代谢障碍、免疫功能低下。

【病因】

（一）西医学

1.年龄因素

失眠的发生与年龄的增长密切相关。随着年龄的增长，体内褪黑素的分泌下降，进而造成睡眠节律紊乱、睡眠浅短、睡眠质量下降等。

2.精神心理因素

心理与精神健康状况对机体正常的睡眠—觉醒规律有很大影响，如抑郁症患者常出现早醒。大部分存在失眠的患者常处于孤独、焦虑、紧张不安等情绪中，长期失眠也会引发心理和精神类疾病。

3.疾病因素

健康状况是睡眠的重要影响因素。当机体发生脑卒中、阿尔茨海默病、帕金森病等中枢神经系统退行性病变以及糖尿病、高血压等代谢性疾病时，都更有可能发生失眠。此外，疼痛引起的痛感也会对睡眠产生明显影响，造成入睡困难并严重影响睡眠质量。而随着睡眠量的减少，人体对疼痛感的敏感性又会升高，如此相互影响形成恶性循环。

4.药物因素

某些药物可能会有致兴奋作用，比如糖皮质激素、甲状腺素等。

5.环境因素

光照、室内温度、噪声、不规律的生活作息、时差、睡眠环境改变以及不良的生活习惯（如临睡前摄入浓茶、咖啡）等，这些都可增加失眠发生的概率。

（二）中医学

中医学对失眠的探讨具有悠久的历史渊源。中医学将失眠统称为"不得卧""目不瞑"或"不寐"。中医学认为本证与饮食、情志、劳倦、体虚等因素有关。脏腑功能失调是引发失眠的关键因素：心主神明，心血不足将导致心失所养而引发失眠；肝藏血而主疏泄，肝气郁结化火扰动心神亦可导致失眠；脾胃为气血生化之源，脾胃虚弱，气血生成不足，无法滋养心神，亦可引起失眠问题。情志不遂，肝阳扰动；思虑劳倦，内伤心脾，生血之源不足；惊恐、房劳伤肾，肾水不能上济于心，心火独炽，心肾不交；体质虚弱，心胆气虚；饮食不节，宿食停滞，胃不和则卧不安；上述因素最终导致邪气扰动心神或心神失于濡养、温煦，心神不安，阴跷脉、阳跷脉功能失于平衡，而出现不寐。

【症状】

失眠的早期症状通常较为轻微，表现为以下几个方面。①入睡困难：患者躺在床上后辗转反侧，难以入睡，即使通过调整睡眠环境或采取其他助眠措施，也往往效果不佳。②早醒：患者可能在半夜醒来，并且难以再次入睡，或者早晨醒来时间比平时早很多，导致睡眠不足。③夜醒次数增多：患者在睡眠过程中会频繁醒来，每次醒来的时间可能不长，但次数增多会影响整体睡眠质量。④多梦、噩梦：患者睡眠特别轻浅，容易做梦，甚至频繁做噩梦，导致睡眠不踏实，醒来后感到疲惫不堪。⑤睡眠轻浅：患者对睡眠环境较为敏感，轻微的声响或光亮都可能将其吵醒，难以进入深度睡眠状态。随着失眠的加重，患者可能会出现更多的症状，如感到疲劳、不安、全身不适、无精打采、反应迟缓等。失眠会影响患者的精神状态和工作效率，使其变得无精打采、反应迟缓。长期失眠会导致患者的认知功能受损，出现记忆力下降、注意力不集中等问题。同时，患者可能表现出心境不良、情绪消沉、焦虑、烦躁、坐立不安等症状，对日常活动丧失兴趣，丧失愉快感。患者的精神运动明显抑制，联想困难，言语减少，语音低沉，行动缓慢。

【西医诊断】

目前常用的诊断标准是《中国成人失眠诊断与治疗指南（2023版）》、世界卫生组织推荐的《国际疾病与分类（ICD-11）》以及美国睡眠医学会制定的《国际睡眠障碍分类第3版（ICSD-3）》。失眠的西医诊断主要依据患者的临床表现、病史以及必要的辅助检查，通常包括以下几个方面。首先，通过详细询问病史，了解患者的失眠症状特点、持续时间、伴随症状、生活习惯以及用药史等情况，为诊断提供全面的背景信息。其次，进行体格检查，重点排除可能导致失眠的神经系统、内分泌系统等器质性病变。为更精确地评估患者的睡眠质量，可要求患者记录一周左右的睡眠日记，包括上床时间、入睡时间、觉醒次数及总睡眠时间等信息，同时使用标准化的睡眠量表，如匹兹堡睡眠质量指数（PSQI）和失眠严重程度指数（ISI），对患者的症状进行量化评估。对于疑难病例，可进行多导睡眠监测（PSG），记录脑电图（EEG）、眼电图（EOG）、肌电图（EMG）、心电图（ECG）、口鼻气流、胸腹运动及血氧饱和度等多个参数，以全面分析睡眠结构和生理指标。此外，必要时还需进行血常规、生化检查以排除全身性疾病，以及脑电图检查以了解是否存在异常的脑电活动。心理评估量表如焦虑自评量表（SAS）和抑郁自评量表（SDS）也有助于评估患者的心理状态，为诊断和后续治疗提供依据。综合以上步骤，可以对患者的失眠状况进行全面、科学的诊断。

【中医辨证】

1.肝火扰心证

性情急躁易怒，不寐多梦，甚至彻夜不眠，伴有头晕头胀、目赤耳鸣、口干而苦、便秘溲赤。舌红苔黄，脉弦数。

2.痰热内扰证

心烦不寐，或睡眠不实，时醒时寐，或噩梦纷纭，胸闷脘痞，腹胀，头晕目眩，口苦。舌红苔黄腻，脉滑数。

3.心脾两虚证

不易入睡，多梦易醒，心悸健忘，神疲食少，头晕目眩，伴四肢倦怠、面色少华。舌淡苔薄，脉细无力。

4.心肾不交证

心烦不眠，入睡困难，心悸多梦，头晕耳鸣，腰膝酸软，潮热盗汗，五心烦热，咽干少津。舌红少苔，脉细数。

5.心胆气虚证

心烦不寐，多梦易醒，胆怯心悸，触事易惊，伴气短自汗、倦怠乏力。舌淡，脉弦细。

【针刺疗法】

1.主穴

水沟、少商、隐白、大陵、申脉、风府、颊车、承浆、劳宫、上星、曲池、海泉。

2.配穴

肝火扰心配太冲、行间、侠溪；心脾两虚配心俞、脾俞、足三里；心肾不交配心俞、肾俞、太溪；心胆气虚配心俞、胆俞；脾胃不和配丰隆、中脘、足三里。噩梦多配厉兑、隐白；头晕配风池、悬钟；重症不寐配神庭、印堂、四神聪。

3.操作方法

局部常规消毒后，取毫针以快速进针手法分别依次针刺上述穴位，进针得气后，行平补平泻手法，每次留针30分钟，期间行针1次，每天治疗1次，连续治疗6次，休息1天，7天为1个疗程，共4个疗程。

4.取穴依据

鬼穴所属经脉均与"元神之府"的脑和"主情志"的心有密切联系，能直接调动精神情志。水沟、少商、隐白、大陵等穴可调一身阴阳，通五脏六腑之气。针刺这些穴位有助于收敛神气，使耗散之心气回归本位，同时又能祛瘀泻浊、醒脑开窍，宁心安神，起到补虚泻实而安神益智的作用。

【验案举隅】

陈某，女，46岁。2021年6月11日初诊。患者主诉入睡困难1年。患者1年前无明显诱因出现失眠，以入睡困难为主，眠浅易醒，醒后不易入睡，每夜睡眠时间为3~4小时，易烦躁，曾于外院求诊考虑"失眠"，予口服药物治疗后失眠症状未见缓解。刻下症：失眠，入睡困难，眠浅易醒，醒后难入睡，偶感头晕，易烦躁，周身困顿，口干，口臭，纳多易饥，小便尚调，大便稍干。舌尖红，苔黄腻，脉弦数。

西医诊断：失眠。

中医诊断：不寐，痰热扰心证。

治则：宁心安神，清热化痰。

处方：大陵、申脉、风府、百会、四神聪、印堂、神庭、神门（双侧）、三阴交（双侧）、丰隆（双侧）、阴陵泉（双侧）。

操作：大陵直刺0.3~0.5寸；申脉直刺0.3~0.5寸；风府向下颌方向缓慢刺入0.5~1寸；患者取平卧位，神庭、百会、四神聪平刺0.5~1.0寸，印堂平刺0.3~0.5寸，神门（双侧）直刺0.3~0.5寸，三阴交（双侧）直刺1~1.5寸。以上诸穴得气后均采取平补平泻法，针刺得气后留针40分钟，期间行针2次即可取针。每周治疗6次，4周为1个疗程，共治2个疗程。配合行为认知疗法，在治疗期间，嘱患者改变自身不利于睡眠的行为生活方式，做到定时睡觉和起床，避免白天小睡，减少咖啡因及酒精摄入，不要在卧室放置有屏幕的钟表及电子产品。树立信心，谨防患者产生畏惧睡眠的心理。

疗效：2个疗程结束后，患者睡眠明显改善。半年后电话随访，患者睡眠基本正常，生活质量和精神状态大幅度提高。

第四节　精神分裂症

精神分裂症是一种严重的精神障碍，影响患者的认知、情感和行为能力，通常伴随幻觉、妄想、思维障碍和社会功能的显著下降。精神分裂症的终生患病率为0.3%~0.7%，典型发病年龄在15~35岁，男性患者的症状通常更为严重，表现出更显著的社会功能障碍和阴性症状（如情感淡漠、社会退缩）。而女性患者在疾病的早期阶段更常表现出情绪症状，预后相对较好。精神分裂症具有较高的遗传易感性，然而，环境因素在精神分裂症的发生中起重要作用。

【病因】

（一）西医学

精神分裂症是一种复杂的精神障碍，其确切病因尚未完全明确。目前认为其是多因素共同作用的结果，包括遗传因素、神经生物学机制和环境因素。

1.遗传因素

遗传在精神分裂症的发病中起重要作用，但不是唯一决定因素。精神分裂症患者一级亲属的患病风险约为普通人群的10倍。同卵双胞胎的共病率40%~50%，而异卵双胞胎为10%~15%。此外，与精神分裂症相关的基因位点包括COMT（影响多巴胺代谢）、DISC1（神经发育相关）和NRG1（神经生长调节因子）。这些基因可能影响神经元连接和突触传递功能。

2.神经生物学机制

精神分裂症与多种神经生物学异常密切相关，如脑内多巴胺功能失调，谷氨酸受体（NMDA）功能不足，胎儿时期的脑发育障碍等。研究显示，多巴胺过度活跃可能导致阳性症状（如幻觉和妄想），而多巴胺不足则可能与阴性症状相关；谷氨酸受体（NMDA）功能不足可能导致神经网络的过度兴奋或失调，进而引发认知障碍和情感症状。影像学研究发现精神分裂症患者常存在脑室扩大、灰质体积减小和特定脑区（如前额叶、海马）的功能异常。胎儿时期的脑发育障碍导致的成年后神经回路的不正常连接，也被认为是精神分裂症的潜在病理机制之一。

3.环境因素

环境因素会引发或加重精神分裂症。母亲在妊娠期感染疾病（如流感病毒），还有缺氧、低出生体重、产伤等可能导致胎儿脑发育异常的因素。早期孕期的营养不良或早年经历虐待、忽视或创伤事件可能增加患病风险。在社会环境中，城市地区的生活环境带来的社会隔离和压力，以及贫困、失业或社会排斥可能是触发因素。高表达情绪（过度批评或敌对的家庭环境）可能与患者复发率升高有关。此外，药物滥用，如甲基苯丙胺的使用可能诱发或加重精神分裂症的症状。

4.免疫与炎症假说

越来越多的证据表明免疫系统异常，包括自身免疫机制以及系统性炎症，可能与精神分裂症的发病有关。精神分裂症患者可能存在自身抗体，如抗NMDA抗体；患者体内的炎性标志物（如IL-6、C反应蛋白）水平升高，提示免疫系统可能参与发病。

（二）中医学

精神分裂症的病因病机尚未完全明确，但主要涉及阴阳失调和脏腑功能失衡。《素问·奇病论》提到癫疾可能源自胎儿时期的遗传，尤其是母体大惊所致。《内经》认为七情（怒、喜、思、忧、悲、恐、惊）对癫狂及相关精神疾病的发病起着关键作用，其中刘完素指出"多喜为癫，多怒为狂"。《灵枢·癫狂病》亦有记载，认为情绪失调如忧虑、饥饿等可引发癫狂。《难经》进一步提出"重阴者癫，重阳者狂"，而《金匮要略》则提出"阴气衰者为癫，阳气衰者为狂"，以上均揭示了阴癫阳狂的发病机制。病因上，癫狂主要涉及心、脑，且与肝、胆、脾、肾等脏腑关系密切。总体而言，癫狂的病因病机源于气血逆乱、阴阳失调或体质虚弱，导致脏腑失衡，心神受到干扰，神机失常。痰浊、气滞、郁火、瘀血等病理因素也可引起神志混乱，进一步诱发精神异常。

【症状】

精神分裂症症状可分为阳性症状、阴性症状、认知症状和情感症状。

1.阳性症状

患者出现原本不存在的症状，常表现为幻觉、妄想、思维障碍和异常行为。幻觉通常以幻听为主，患者可能听到不存在的声音，也有幻视、幻嗅或幻触。妄想则表现为与现实不符的错误信念，如认为自己被监视、被控制或拥有超自然能力。思维障碍表现为思维混乱，言语不清或思维跳跃，逻辑不连贯。患者还可能表现出激动或怪异行为，例如无缘无故地大声说话，做出激烈举动或面部表情失常。

2.阴性症状

患者丧失某些正常的心理功能，表现为情感平淡、社会退缩、意志减退和语言贫乏。患者可能显得情感冷漠，缺乏正常的情感反应，如笑不出来或表情呆滞。同时，患者与他人的社交减少，倾向于独处，不愿意交流。

3.认知症状

患者的思维、注意力和记忆功能受损。患者常常难以集中注意力，容易被外界干扰，同时短期记忆受损，导致忘记日常事务，影响生活。此外，执行功能也受到损害，患者在计划、决策和解决问题时常表现出困难。

4.情感症状

精神分裂症患者表现为情绪不稳定或情感障碍。患者可能出现抑郁症状，感到无助、无望，情绪低落，甚至产生自杀念头。此外，焦虑症状也常见，患者可能感到极度焦虑或紧张，伴随不安和恐惧的情绪。

【西医诊断】

精神分裂症的西医诊断主要依据《精神障碍诊断与统计手册第5版（DSM-5）》或《国际疾病与分类（ICD-11）》的标准，诊断时需符合以下条件：患者表现出至少2项主要症状，如幻觉、妄想、思维障碍或激动行为，且症状持续至少6个月，严重影响患者的社交、职业和日常生活功能。同时，需排除其他可能引起类似症状的疾病，如药物滥用、脑部病变或双相情感障碍等。诊断过程中，还需通过精神状态评估、病史采集以及必要的辅助检查（如血液检查、脑影像学检查等）来帮助确诊并排除其他疾病。

【中医辨证】

1.痰火上扰证

精神亢奋，烦躁易怒，骂詈躁扰，打人毁物，妄见妄闻，善思多疑。烦渴多饮，面色红赤，口苦，失眠多梦，口唇色红，大便秘结，小便黄赤。舌质红，舌苔黄腻，脉滑数或脉实。

2.阳明腑实证

精神亢奋，烦躁易怒，骂詈躁扰，打人毁物，妄见妄闻，多疑狂暴。面色红赤，口气臭秽，脘腹胀满，烦渴多饮，纳少或多食，大便秘结。舌质红，舌苔黄干，脉滑数或脉实。

3.气滞血瘀证

妄见妄闻，反应迟钝，独处少语，情志抑郁，烦躁易怒，善思多疑。心胸憋闷或不适，胁肋部不适，躯体有气窜感等不适，面色暗，口唇色暗。舌有瘀点或瘀斑，舌下静脉曲张，脉弦涩。

4.肾虚肝旺证

妄见妄闻，神思不聚，善思多虑，善恐易惊，胆小怕事。面部疮痍，头脑昏沉，失眠多梦，性欲亢进，口渴多饮，咽干，大便秘结。舌质红，舌苔少或剥苔，脉细数。

5.心脾两虚证

妄见妄闻，反应迟钝，神思不聚，善思多疑，独处少语，情绪抑郁。面色不华，心悸或怔忡，失眠多梦，胆小怕事，倦怠乏力，头脑昏沉，健忘，口唇色淡。舌体胖大或有齿痕，舌苔薄白，脉沉细无力，或脉弱。

6.脾肾阳虚证

妄见妄闻，反应迟钝，表情呆愣，神思不聚，独处少语，喃喃自语，意志缺乏，情绪抑郁。形体偏胖，面色无华，畏寒肢冷，多卧喜寐，小便清多，大便稀，溏结不调。舌体胖大或有齿痕，舌苔薄白，脉弱或微。

【针刺疗法】

针刺治疗精神分裂症具有较大的辅助作用，可以追溯至《内经》时期，《素问·阴阳应象大论》曰："善针者，从阴引阳，从阳引阴。"古代医家善于运用针刺手法，阴阳相引，达到调节气血，维持阴阳平衡，清脑醒神之效，使精神症状得到改善和缓解。李洁等基于张锡纯脑心相通理论，提出"脑心同治"治则，选取内关、神门、大陵、水沟、中冲为主穴，兼有痰火盛或血瘀者，加曲池、丰隆、膈俞、血海等穴位配合针刺，临床实践研究发现，针刺至眼球微润即止，6周后，患者定向力、注意力及语言功能皆有改善。基于儒家中庸思想，针刺具有调节神经功能的十三个主要穴位，在治疗精神情志疾病方面具有神奇疗效，具体针刺实施需遵循一定的顺序，分别为水沟（鬼宫），少商（鬼信），隐白（鬼垒），大陵（鬼心），申脉（鬼路），风府（鬼枕），颊车（鬼床），承浆（鬼市），劳宫（鬼窟），上星（鬼堂），男会阴、女玉门头（鬼藏），曲池（鬼腿），海泉（鬼封），总体辨证取穴，对首发精神分裂症疗效显著。但其涉及儒家思想，临床实践存在争议，尚需理论研究与实践证明。

1.主穴

水沟（鬼宫）、少商（鬼信）、隐白（鬼垒）、大陵（鬼心）、申脉（鬼路）、风府（鬼枕）、颊车（鬼床）、承浆（鬼市）、劳宫（鬼窟）、上星（鬼堂）、会阴（鬼藏）、曲池（鬼腿）、舌下中缝（鬼封）。

临床上并非同时使用所有十三鬼穴，而是根据患者辨证和病情轻重，有重点地选取其中3~6个主穴，每次取穴不宜过多，且可随病情演变而调整。

痰火上扰证

水沟、少商、大陵、劳宫、隐白。

阳明腑实证

水沟、少商、曲池、大陵、劳宫。

气滞血瘀证

水沟、大陵、颊车、少商。

肾虚肝旺证

水沟、风府、申脉、大陵、劳宫。

心脾两虚证

水沟、上星、风府、少商、大陵。

脾肾阳虚证

水沟、风府、大陵、少商。

2.配穴

痰火上扰证

丰隆、内关、太冲、曲池、中脘。

阳明腑实证

上巨虚、天枢、丰隆、内庭、承泣。

气滞血瘀证

膻中、太冲、合谷、血海、三阴交、膈俞、期门。

肾虚肝旺证

太溪、太冲、百会、三阴交、照海、支沟。

心脾两虚证

心俞、脾俞、神门、三阴交、足三里、百会。

脾肾阳虚证

脾俞、肾俞、关元、气海、足三里、三阴交、命门。

3.操作方法

先刺位于中枢（如头部）的穴位，以迅速调节精神状态。痰火证重用泻法，虚证多用补法，气滞血瘀平补平泻。留针15~30分钟，必要时加行针。针刺水沟时，针刺方向为自下而上，约45°角，轻轻刺入0.3~0.5寸；少商、隐白点刺出血。

顺时针旋转　用于疏通经络、清理邪气、调节气血。

逆时针旋转　用于调和气机、化痰清热、安神定志。

交替旋转　结合顺逆时针旋转，增强整体调节效果。

提插结合　在旋转基础上进行适当提插，促进气血流通，增强针刺效果。

4.取穴依据

水沟位于督脉上，主治头面部疾病，尤其对于神志失常、昏迷等症有明显效果。精神分裂症患者常表现为精神亢奋、神志模糊，水沟能够通过"开窍"调理头脑，使气机通畅，帮助恢复清醒的意识。对于患者精神错乱、躁动不安等急性症状，水沟能够迅速引导气血，稳定神志，快速缓解躁狂症状。

少商是肺经的井穴，能够清肺火、安神定志。精神分裂症患者在精神亢奋、情绪波动时，常伴有心火旺盛，少商通过泻肺火来帮助调节精神状态。肺主气，肺气不宣时，精神易出现激动、焦虑等不良反应。通过针刺少商，调和肺气，平稳情绪。

隐白为脾经的井穴，脾胃为后天之本，脾虚易生痰，痰火上扰，导致精神症状。精神分裂症中的一些症状，如妄想、妄听、思维紊乱等，与体内痰火上扰密切相关。隐白通过清痰化湿、泻火清热，能够有效缓解这些症状。

大陵为心经的俞穴，心主神志，心经气血不畅时，容易产生失眠、多梦、焦虑、妄想等症。大陵能够调理心经气血，清心火，安神静气，直接改善精神症状，缓解患者的焦虑、躁动等情绪。

劳宫位于心包经，是心包经的井穴，具有清心泻火的作用。对精神分裂症患者而言，常表现出情绪躁动、妄想、失控等症状，劳宫能有效调节心包经气机，缓解这些症状，达到镇静安神的效果。

丰隆为胃经的腧穴，有化痰清热的作用。许多精神分裂症的症状与痰火上扰密切相关，丰隆通过化痰、清热的效果，有助于缓解由痰火引起的精神错乱、妄想、幻听等症状。

太冲是肝经的原穴，能疏肝理气，平肝泻火。精神分裂症中，情绪抑郁、易怒等常见肝气郁结表现，太冲有助于疏通肝气，调理情绪，减少焦虑、易怒等情绪症状。

风府是督脉的重要腧穴，位于脖部上方，能够清除头面部的邪气。对精神分裂症的患者，特别是幻觉、妄想、精神亢奋等症状，风府有较好的"醒神"的效果，能够帮助恢复清醒状态。

百会为督脉的重要腧穴，具有调节气血、清醒头脑的作用。精神分裂症的患者常常伴随思维混乱、精神错乱，百会通过调节脑部气血流动，能有效缓解这些症状。

【验案举隅】

李某，男，28岁。2023年10月15日就诊。患者家属诉其近1个月出现言语紊乱、时常大笑或怒骂，伴失眠、食欲减退、情绪波动明显。患者表现精神亢奋，时而大声言语紊乱，时而低语自语，易怒骂人，伴失眠多梦、面色红赤、口苦。舌质红，苔黄腻，脉滑数。

中医诊断：狂证，痰火上扰证。

治则：清热化痰，宁心安神，调和阴阳。

处方：水沟（鬼宫），大陵（鬼心），劳宫（鬼窟），风府（鬼枕），隐白（鬼垒）；配丰隆、太冲、中脘。

操作：先刺水沟（鬼宫），患者仰卧，进针0.3~0.5寸，沿鼻中线方向，轻轻提插，使患者产生酸胀感后留针15分钟；刺隐白（鬼垒），直刺0.1寸，点刺出血，拔罐少量放血后消毒；刺大陵（鬼心）和劳宫（鬼窟），直刺0.5~0.8寸，小幅度捻转泻法，持续1~2分钟后留针；风府（鬼枕）刺入0.5~1寸，沿颈部方向缓慢进针，施平补平泻法，留针15分钟；丰隆直刺0.8~1寸，捻转泻法，疏化痰热；太冲进针0.5~0.8寸，轻补轻泻；中脘直刺1寸，捻转平补平泻。所有针刺操作后，总留针时间为30分钟，每5分钟行针1次，后拔针封穴。每周治疗2次，10次为1个疗程。根据患者病情轻重，调整取穴与操作方法。

第五节 痴 呆

痴呆是指由于多种病因导致的持续性认知功能障碍，最典型的表现为记忆力、判断力和其他认知功能的衰退，常见于老年人，尤其是阿尔茨海默病，是导致痴呆的最常见原因。痴呆不仅影响患者的日常生活和社交功能，也给家庭和社会带来巨大的负担。

【病因】

（一）西医学

1.阿尔茨海默病（AD）

一种慢性进展性神经退行性疾病，通常与阿尔茨海默病相关。

2.血管性痴呆

由脑血管事件引起，通常伴随脑血管病变，如脑卒中后遗症。

3.路易体痴呆

一种涉及神经系统异常蛋白质沉积的疾病。

4.前额叶痴呆

涉及大脑前额叶区域的功能退化，通常影响患者的行为和个性。

5.遗传因素

除了阿尔茨海默病存在明显的遗传易感性（如APOE基因型），一些早发性痴呆（如家族性阿尔茨海默病）与特定的基因突变密切相关。这些基因突变常涉及 β-淀粉样蛋白的代谢、神经元功能及突触传递等方面。

6.神经递质变化

阿尔茨海默病与乙酰胆碱水平的降低相关，血管性痴呆与多巴胺及去甲肾上腺素的异常有关。

7.其他

头部外伤、颅脑感染、代谢性疾病（如甲状腺功能减退）、长期药物使用（如苯二氮卓类药物）以及维生素 B_{12} 缺乏、肝脏疾病等。某些感染性疾病（如HIV）也可能导致认知功能障碍。

（二）中医学

病因以内因为主，由于七情内伤，久病不复，年迈体虚等致气血不足，肾精亏虚，痰瘀阻痹，渐使脑髓空虚，脑髓失养。其基本病机为髓减脑消，神机失用。其病位在脑，与心肝脾肾功能失调密切相关。其证候特征以气血、肾精亏虚为本，以痰浊、瘀血之实邪为标，临床多见虚实夹杂之证。

1.脑髓空虚

脑为元神之府，神机之源，一身之主。由于年老肾衰，久病不复等，导致脑髓空虚，则神机失用，而使智能、思维活动减退，甚至失常。

2.气血不足

心为君主之官而主神明。多因年迈久病，耗伤气血，或脾胃虚衰，气血生化乏源，导致心之气血虚衰，神明失养而心神涣散，呆滞善忘。

3.肾精亏损

肾主骨生髓而通于脑，脑为髓海。年老、久病，致肾精亏损，脑髓失充，神机失控，阴阳失司而呆滞愚钝，动作笨拙。

4.痰瘀痹阻

七情所伤，肝郁气滞，气机不畅则血涩不行，气滞血瘀，蒙蔽清窍，或肝郁气滞，横逆犯脾，脾胃功能失调，不能转输运化水湿，酿生痰湿，痰蒙清窍；痰郁久化火，扰动心神，均可使神明失用。或瘀血内阻，脑脉不通，脑气不得与脏气相接，或日久生热化火，神明被扰，则性情烦乱，忽哭忽笑，变化无常。

总之，本病的发生，不外乎虚、痰、瘀，并且三者互为影响。虚指气血亏虚，脑脉失养；阴精亏空，髓减脑消。痰指痰浊中阻，蒙蔽清窍；痰火互结，上扰心神。瘀指瘀血阻痹，脑脉不通；瘀血阻滞，蒙蔽清窍。

【症状】

痴呆的症状通常表现为以下几个方面。

1.记忆障碍尤其是近期记忆丧失，忘记日常事务、亲友的名字等。

2.认知障碍无法理解复杂指令、判断力下降、时间和空间感知混乱。

3.语言障碍表达困难、词汇贫乏、理解力下降。

4.行为和情绪变化焦虑、抑郁、易怒、情绪不稳。

5.自理能力下降无法独立完成日常生活中的基本活动，如穿衣、进食等。

【西医诊断】

1.病史采集

医生会询问患者或家属关于症状的开始时间、发展过程及其他相关病史，如家族史、既往的神经系统疾病、慢性病史和药物使用等。

2.神经学检查

包括对精神状态、语言能力、运动功能等方面的检查，评估患者的认知功能和神经系统是否有异常。

3.认知功能评估

使用工具如简易精神状态检查（MMSE）和蒙特利尔认知评估量表（MoCA）来评估记忆、注意力、语言和推理能力，帮助诊断痴呆的严重程度。

4.影像学检查

常用的检查有磁共振成像（MRI）和计算机断层扫描（CT），可以帮助排除脑肿瘤、中风等可逆性病因，并观察脑部萎缩或血管病变。正电子发射断层扫描（PET）也能评估脑代谢，帮助诊断阿尔茨海默病等神经退行性疾病。

5.实验室检查

血液检查（如维生素B$_{12}$、甲状腺功能）和脑脊液检查，用于排除其他病因，如感染或代谢异常。

6.遗传检测

对于早发性或家族性痴呆，遗传检测可以帮助确认是否有相关基因突变。

【中医辨证】

1.髓海不足

智能减退，记忆力和计算力明显减退，头晕耳鸣，懒情思卧，齿枯发焦，腰酸骨软，步行艰难。舌瘦色淡，苔薄白，脉沉细弱。

2.脾肾两虚

表情呆滞，沉默寡言，记忆力和计算力明显减退，口齿含糊，词不达意，伴气短懒言，肌肉萎缩，食少纳呆，口涎外溢，腰膝酸软，或四肢不温，腹痛喜按，泄泻。舌质淡白，舌体胖大，苔白或舌红，苔少，无苔，脉沉细弱。

3.痰浊蒙窍

表情呆钝，智力衰退，或哭笑无常，喃喃自语，或终日无语，伴不思饮食，脘腹、胀痛，痞满不适，口多涎沫，头重如裹。舌质淡，苔白腻，脉滑。

4.瘀血内阻

表情迟钝，言语不利，善忘，易惊恐，或思维异常，行为古怪，伴肌肤甲错，口干不欲饮，双目暗晦。舌质暗或有瘀点瘀斑，脉细涩。

【针刺疗法】

1.主穴

百会、风池（鬼枕）、神门、大陵（鬼心）、内关。

2.配穴

髓海不足配风池、涌泉、命门、肾俞；脾肾两虚配足三里、脾俞、肾俞；

痰浊蒙窍配丰隆、中脘、内关；瘀血内阻配膈俞、血海、三阴交。

3.操作方法

实证针刺百会、风池、神门、大陵、内关以泻法操作，留针20~30分钟。虚证针刺百会、风池、神门、大陵、内关以补法操作，留针20~30分钟。上述操作每周2~3次。

4.取穴依据

百会是人体的"气血中枢"，在圆形的气血循环中，它起到了调节和疏通的作用。通过针刺百会，能够打通气血流动的"圆环"，促进全身气血畅通，尤其是改善脑部的血流；风池可调节脑部气血，改善大脑的血液循环。痰湿阻滞经络和气血流动时，像"圆环"中的阻塞物，影响整个气血的循环。风池的刺激可以通过"清理"这些"阻塞"，帮助恢复气血在脑部的流动，促进大脑功能的恢复；神门、大陵的作用是宁心安神，和营通络，能够疏通心气，缓解痴呆患者常见的焦虑、抑郁等情绪问题。情绪稳定之后，气血流动恢复正常，大脑的认知功能也能逐步改善。内关作为心经的俞穴，调节心神，消除因情志不畅导致的气血郁结，从而帮助打通气血循环，恢复身体和精神的"平衡"。气血阴阳逆乱，会导致气机周流不畅，运动不圆，故使用鬼穴治疗时皆可从恢复气机周流的圆运动思想出发，改善气之循环，使脾升胃降，血气平和，阴平阳秘，则疾病得治。

【验案举隅】

张某，67岁，患有轻度阿尔茨海默病，病程约3年。患者主要症状为记忆力明显下降，短期记忆丧失，常忘记家人的名字，语言表达困难，情绪波动大，晚上睡眠不佳，早晨起床时常感到头晕，情绪容易激动，伴有焦虑症状。体检时舌质淡红，苔薄白，脉象细弱。

中医诊断：痴呆，脾肾两虚证，痰浊蒙窍证。

治则：调和气血、疏通经络、化痰祛湿、安神定志。

处方：针刺治疗，主穴选取百会、风池（鬼枕）、神门、大陵（鬼心）、内关，配足三里、肾俞、丰隆、中脘。

操作：采用平补平泻的方法，针刺百会、风池、神门、大陵、内关。百会，平刺0.5~0.8寸；风池，针尖微下，向鼻尖斜刺0.8~1.2寸；或平刺透风府。深部中间为延髓，必须严格掌握针刺的角度与深度；神门、大陵，直刺0.3~0.5寸；内关，直刺0.5~1寸。采用补发针刺足三里、肾俞。足三里，直刺1~2寸，进针后逆时针捻转；肾俞，直刺0.5~1寸，进针后逆时针捻转。丰隆、中脘，直刺1~1.5寸，进针后行顺时针捻转操作。

第六节　双相情感障碍

双相情感障碍（Bipolar Disorder，BD）是一种严重的情感性精神疾病，主要表现为情绪的极端波动，包括躁狂（或轻躁狂）和抑郁两个极端。这种疾病的情绪波动往往影响到患者的行为、思维、睡眠和日常功能，给个人、家庭及社会带来重大负担。双相情感障碍的发病率为1%~2%，常见于青少年和成年人，且通常呈现慢性进程。

【病因】

（一）西医学

双相情感障碍的病因复杂，涉及遗传、神经生物学、环境等多方面因素。

1.遗传因素

双相情感障碍具有较强的遗传倾向，近亲有此类疾病的人群发病风险较高。

2.神经生物学

大脑中的神经递质失衡，尤其是多巴胺、去甲肾上腺素和血清素的异常，被认为是该病的生物学基础。

3.环境因素

压力、生活事件、睡眠紊乱等外部环境因素可引发或加重病情。

（二）中医学

1.中医病因

双相情感障碍的中医病因主要归结于情志失调及脏腑功能失调两大方面。

情志过激（如怒、忧、思、悲、恐）会直接损伤脏腑功能，尤以肝脏为甚。肝主疏泄，情志的异常波动往往导致肝气郁结，进一步化火而出现肝火上炎。此外，体质虚弱者在遭遇情志刺激时，容易引发阴阳失衡，加剧病机。同时，外感风、寒、湿、热等邪气侵袭，尤其是影响肝胆经络的运行，更会导致气机阻滞，加重病情发展。

2.中医病机

双相情感障碍在中医病机上涉及肝、脾、肾三脏功能。

肝气郁结

肝主疏泄，肝气郁滞时气血运行不畅，进而化火或化瘀。躁狂期常见肝火上炎，抑郁期则多为气滞血瘀。

阴阳失衡

躁狂期表现为阳亢火盛，抑郁期则为阴虚火旺。阴阳相互失衡，加剧病情反复。

气滞痰瘀

气机失调进一步导致痰瘀阻滞，经络不通，脑窍失养，从而出现神志异常。

脾肾亏虚

脾主运化，肾藏精，脾肾功能失调可导致气血不足，神志失养，加重病情。

【症状】

双相情感障碍是一种复杂的精神健康疾病，其显著特征是情绪在两个极端之间剧烈波动。患者经历躁狂发作，表现为情绪极度亢奋，精力充沛。患者经历抑郁发作，表现为情绪低落、兴趣丧失。

在躁狂发作期间，患者情绪异常高涨，可能表现出极度的兴奋、活跃甚至无法抑制的欣快感。同时，他们的情绪可能突然变化，或显得异常敏感和反应过度。例如，患者可能无法控制地大笑或变得异常烦躁和不安。除此之外，还可能伴随以下典型症状：自我价值感或自尊心过度膨胀；语速极快，思维跳跃迅速，难以连贯；注意力无法集中，极易被外界干扰；睡眠需求显著减少；从事鲁莽或高风险行为，例如过度消费、危险性行为、酗酒，甚至自残或伤害他人；出现与现实不符的夸大性或被害性妄想，例如"我是一个伟大的人"或

"有人在监视我"等妄想。

与之相对，在抑郁发作期间，患者情绪低落，常常感到悲伤、空虚或易怒。他们可能对曾经热爱的活动失去兴趣或乐趣，并伴随以下症状：难以集中注意力；过度的内疚感或强烈的自卑情绪；对未来充满绝望；出现死亡或自杀的念头；睡眠紊乱（如失眠或嗜睡）；食欲或体重显著变化；持续的疲惫感或缺乏精力。需要注意的是，抑郁发作并非短暂的情绪低落，而是持续存在，至少持续两周。

根据躁狂或轻躁狂与抑郁发作的模式，双相情感障碍可分为两种主要类型。

①双相情感障碍Ⅰ型：患者经历至少一次躁狂发作，通常伴有抑郁发作。随着时间推移，抑郁发作往往比躁狂发作更为频繁。

②双相情感障碍Ⅱ型：患者经历至少一次轻躁狂发作，并至少有一次抑郁发作，但没有躁狂发作的历史。

【西医诊断】

双相情感障碍的西医诊断主要依赖于临床表现和病史，通常通过以下标准进行判断。

1.症状持续时间躁狂期症状通常持续至少一周，而抑郁期症状至少持续两周。

2.精神状态评估躁狂期表现出明显的过度自信、话多、冲动等，抑郁期表现出情绪低落、兴趣丧失等。

3.排除其他疾病通过排除其他情感障碍或精神病症状，最终确诊为双相情感障碍。

【中医辨证】

（一）躁狂发作

1.痰热扰神证

精神亢奋，多言善动，心神不宁，言辞夸大，思维敏捷。烦躁易怒，头晕，口苦，口黏，口臭，失眠多梦，大便干结，口唇色红。舌质红，舌苔黄腻，脉弦滑数。

2.心肝火旺证

精神亢奋，心神不宁，言辞夸大，心神不宁，做事草率。烦躁易怒，面色红赤，面部疮痍，喜冷饮，性欲亢进，口舌生疮，口唇色红，大便干结，小便黄赤。舌质红，舌苔薄黄，脉弦数。

3.肝胆湿热证

精神亢奋，心神不宁，言辞夸大，心神不宁，坐卧不安。胁肋胀闷不适或胀痛，口苦，纳呆，胃脘不适，泛恶欲呕，厌油腻，大便黏滞不畅，阴部潮湿或瘙痒。舌质红，舌苔黄腻，脉滑数。

（二）抑郁发作

1.肝郁脾虚证

情绪抑郁，胸闷不舒，善太息，多独处，寡言少语。胁肋胀闷不舒，胃脘胀闷不适，腹胀，纳差，嗳气，口淡。舌质淡，舌苔薄白，脉弦细。

2.心脾两虚证

情绪抑郁，反应迟钝，敏感多疑，思虑过度，寡言少语，语声低沉。神疲乏力，倦怠嗜卧，少气懒言，心悸或怔忡，纳差，失眠或早醒。舌质淡，舌苔薄白，脉沉无力。

3.肝肾亏虚证

情绪抑郁，心烦不宁，坐立不安，善太息，心胸烦闷。头脑昏沉，两目干涩，口燥咽干，五心烦热，腰膝酸软，耳鸣，潮热盗汗，性欲低下或亢进，入睡困难。舌质红，舌苔少或剥苔，脉沉细数。

4.痰湿困脾证

情绪抑郁，反应迟钝，头脑昏沉，神思不聚，独坐呆愣。咽中如有梗物，头身困重，倦怠嗜卧，面色秽浊，多寐，少动，便溏。舌有齿痕，舌苔白腻，脉缓滑。

5.火热内郁证

情绪抑郁，神思不聚，心烦不宁，善思多虑，急躁易怒。口干口苦，口舌生疮，口渴多饮，口唇色红，入睡困难，胸闷或胁肋不适，多梦易惊。舌质红，舌苔薄或舌苔，脉沉细数。

【针刺疗法】

（一）躁狂发作期

1.主穴

水沟（鬼宫）、申脉（鬼路）、风府（鬼枕）、承浆（鬼市）。

2.配穴

太冲、合谷；大椎、阳陵泉。

3.操作方法

水沟，直刺0.3~0.5寸，顺时针捻转行针，针感可放射至鼻翼和上唇；申脉，直刺0.3~0.5寸，顺时针捻转操作；风府，头微前倾，项部放松，向下颌方向缓慢刺入0.5~1寸；不可向上深刺，以免刺入枕骨大孔，伤及延髓；承浆，斜刺0.3~0.5寸，顺时针操作；太冲，直刺0.5~1寸，顺时针捻转；合谷，直刺0.5~1寸，顺时针捻转，针感可传至手背；大椎，直刺0.5~1寸，顺时针捻转；阳陵泉，直刺1~1.5寸，顺时针捻转。

4.取穴依据

水沟位于人体督脉，为阳气运行的重要通道，为气机升降的关键节点，通过调节头面部的阳气过盛现象，平复躁狂期的神志亢奋，改善心神不宁、过度兴奋的表现。申脉属足太阳膀胱经，在气机"出"的方向上发挥作用，能通过疏通经络、协调阴阳，帮助释放体内过盛的阳气，缓解躁狂时的气机郁滞与焦躁不安。风府位于后颈部督脉，为阴阳交界之处，是调节气机升降的重要穴位。刺激此穴可清心安神、平肝泻火，帮助抑制躁狂期的气机上亢，恢复圆运动的流畅。承浆位于颏唇沟中点，为督脉经穴，负责气机"降"的作用，可将躁狂时过亢的气机向下引导，帮助恢复阴阳平衡，减轻躁狂症状。太冲为肝经原穴，具有疏肝解郁、清肝泻火的作用，合谷为大肠经原穴，具有调气清热、通利全身经络的作用，两穴配合有助于调节气机的升降平衡，尤其是疏肝泻火、清心安神，适用于躁狂期的气机郁结与阳亢火盛。大椎为诸阳之会，具有清热泻火、镇静安神的作用，阳陵泉为胆经合穴，具有疏肝利胆、清热平肝的作用，大椎在圆运动中起到阳气下行的引导作用，阳陵泉则通过调节肝胆经的气机流转，帮助清除体内郁积的阳热，恢复气血平衡。

（二）抑郁发作期

1.主穴

隐白（鬼垒）、大陵（鬼心）、劳宫（鬼窟）、会阴（鬼藏）。

2.配穴

百会、三阴交、膻中、中脘。

3.操作方法

隐白，针刺垂直进针0.1~0.2寸，以浅刺补法为主，宜轻提慢插，配合温和刺激；大陵，采用直刺0.3~0.5寸，施以补法，结合捻转手法以促进气血运行；劳宫，针刺斜刺0.3~0.5寸，以平补平泻手法调节心神；会阴，针刺直刺0.5~1寸，采用缓慢进针结合轻泻法，以疏通局部气机。配穴百会针刺向下斜刺0.5~0.8寸，以提插补法升发清阳；三阴交，直刺1~1.5寸，行补法以调理脾肝肾三脏；膻中，针刺直刺0.5~0.8寸，配以平补平泻手法调畅气机；中脘，直刺1~1.5寸，施以平补平泻法化痰宽中。以上操作通过调节气血运行，疏肝解郁，改善情志低落，同时增强气机升发，达到治疗抑郁发作期的效果。

4.取穴依据

隐白位于足太阴脾经，为脾经的井穴，具有醒神开窍、益气养血的作用。结合圆运动思想，隐白在气机的升发功能中占据关键地位，通过调理脾土，助气血生成与运行，改善气机升降失调，缓解抑郁状态中的情志低落和精力不足。大陵为手厥阴心包经的输穴和原穴，具有安神定志、疏通心包经络的作用。在圆运动思想中，大陵作为心神调节的枢纽，帮助恢复气血流转的正常节律，平衡阴阳，以缓解患者的内心焦虑与抑郁情绪。劳宫为手厥阴心包经荥穴，位于掌心，具有清心安神、调气解郁的作用。劳宫通过调节气机的内外出入，帮助疏通心包气机，将心火下行至肾以协调气血平衡，从而缓解抑郁期的情志困顿与气血瘀滞。会阴位于任脉和督脉的交汇处，为阴阳交接的重要节点。根据圆运动理论，会阴调节阴阳升降的交汇点，可通过通畅任督，协调气血升降循环，解决抑郁发作期中阴阳失调、气机滞涩的核心病机。百会为督脉穴，位于头顶，为阳气汇聚之处，有升清降浊、醒脑安神的作用。圆运动思想认为百会是气机上升的关键穴位，通过升发阳气，促进全身气血循环，纠正气机抑郁期的下降障碍，改善精神萎靡。三阴交为足三阴经交会穴，具有健脾益气、疏肝理气、滋阴调血的作用。圆运动理论中，三阴交调节肝脾肾三脏气机的相互作用，可疏通郁滞的气机，促进气血流畅，有效缓解抑郁状态中的气郁血瘀。膻中为任脉与足太阴脾经、手少阳三焦经的交会穴，有宽胸理气、调畅气机的作用。根据圆运动理论，膻中是气机运行的重要枢纽，可通过调节中焦气机，改善胸闷气滞，化解抑郁期的情志抑郁。中脘为任脉与足阳明胃经交会穴，有调中理气、化湿和胃的作用。中脘在圆运动理论中调节气机升降的中枢，能够促进脾胃功能的恢复，改善气滞痰凝等病理状态，从而增强气机升发，改善抑郁情绪。

【验案举隅】

廖某，女，29岁。情绪波动频繁，间歇性出现躁狂与抑郁症状。躁狂期表现为情绪高涨、失眠多言，抑郁期则表现为兴趣丧失、悲观厌世。

中医诊断：癫狂，肝火上炎证，气郁痰阻证。

治则：躁狂发作期疏肝泻火，清热安神；抑郁发作期理气化痰，调畅气机。

躁狂期处方

主穴：水沟（鬼宫）、风府（鬼枕）、承浆（鬼市）、申脉（鬼路）。

配穴：太冲、合谷、大椎、阳陵泉。

操作：水沟直刺0.3~0.5寸，顺时针捻转行针；风府斜刺0.5~1寸，缓慢捻转；承浆斜刺0.3~0.5寸，采用泻法，顺时针捻转行针；太冲直刺0.5~1寸，调和气血；大椎直刺0.5~1寸，配合提插法，轻插重提，频率快，提插幅度大。

抑郁期处方

主穴：大陵（鬼心）、劳宫（劳宫）、会阴（鬼藏）、隐白（鬼垒）。

配穴：百会、三阴交、膻中、中脘。

操作：大陵直刺0.3~0.5寸，逆时针捻转操作行补法；隐白浅刺0.1~0.2寸，轻提插；劳宫斜刺0.3~0.5寸，平补平泻；百会斜刺0.5~0.8寸，升发清阳。

第七节　孤独症

孤独症（autism），又称自闭症或孤独性障碍（autistic disorder），是一类发生于儿童早期的神经发育障碍性疾病，以社交沟通障碍、兴趣狭隘、行为重复刻板为主要特征，严重影响儿童社会功能和生活质量。孤独症通常起病于婴幼儿时期，目前尚缺乏有效治疗药物，主要治疗途径为康复训练，最佳治疗期为6岁前，越早干预效果越好。我国儿童孤独症患病率约为7‰。作为一种日益普遍的神经发展障碍性疾病，严重危害到儿童健康和家庭幸福，且发病率正在逐年增加。

【病因】

（一）西医学

孤独症是一个以遗传因素为主，其他因素相互作用而导致的疾病。遗传和环境因素互动是主要病因，研究表明，该病的遗传度可高达80%~90%。此外，包括脑结构和功能异常，生物学机制以及生母孕期不利因素等也会影响孤独症的发病。目前的研究显示，孤独症患儿存在脑结构和功能的异常，部分孤独症患者存在小脑发育不良、脑干萎缩、杏仁核缩小、胼胝体缩小、海马缩小、侧扣带回缩小、早期脑体积增大等。常见生物学机制包括氧化应激、神经免疫异常、脑—肠轴异常、兴奋抑制失衡、离子通道异常、营养素缺乏等。而母亲高龄生产，父亲年龄较大，孕期先兆流产，母亲孕期病毒感染、吸烟、服用某些药物、情绪不稳，出生时缺氧或窒息等因素同样被认为是孤独症发生的重要原因。

（二）中医学

中医学中并无"孤独症"相关的病名，根据孤独症患儿智力偏弱、语言落后、步态不稳等临床表现，可归属于中医学"胎弱""五迟五软""无慧"等范畴。另外，中医古籍中散见"目无情""童昏""清狂"等病名记载，均与孤独症儿童智力不足、目无对视、眼神飘忽不定有相同之处。孤独症的病因病机多为先天不足、肾精亏虚、心窍不通、神失所养、肝失调达、痰浊郁结等，其病位在脑，与心、肝、脾、肾密切相关。

《灵枢·脉度》云："肾气通于耳，肾和则耳能闻五音矣。"孤独症患儿如先天禀赋不足或母孕期间受邪或产伤等，均可导致肾精不足，脑髓不充，以致发病，孤独症患儿听而不闻等症状与肾精亏虚，脑髓失养有关。《灵枢·脉度》云："心气通于舌，心和则舌能知五味矣。"味觉正常和语言表达有赖于心主血脉和心主神志的功能正常，孤独症患儿语言障碍、五味不知、饮食偏执等症状，皆由心神失养所致。《素问·阴阳应象大论》认为肝主目。肝开窍于目，肝经上系于目，主疏泄，调畅气机，喜升发而恶抑郁，孤独症患者视而不见，缺少对视，逃避生人等诸表现，喜怒无常、情志不畅、刻板行为等亦与肝失疏泄、升发不利相关。《素问·阴阳应象大论》认为脾生肉，肝主筋。孤独症患儿精细动作、粗大运动缺乏控制，均与脾、肝功能有关。《灵枢·脉度》记载："脾气通于口，脾和则口能知五谷矣。"孤独症患儿的饮食与脾肝有关。《素问·阴阳应象大论》认为肺生皮毛。《灵枢·脉度》云："肺气通于鼻，肺和则鼻能知香臭矣。"孤独症冷热、疼痛等感觉失调，嗅觉失常与肺气不足有关。

综上，孤独症临床表现不一，病机较为复杂，非单一脏腑能够解释，五脏皆可藏神，除病位在脑，亦与五脏相关。

【症状】

孤独症多起病于3岁前，主要表现为社会交往及沟通障碍，以及局限性、刻板性、重复性行为。其中约2/3的患儿于出生后逐渐发病，约1/3的患儿经历了1~2年正常发育后退行性发病。

1.社会交往障碍

孤独症还在社会交往方面表现出不同程度地缺乏与人交往的兴趣，也缺乏正常的交往方式和技巧。典型的表现：回避目光、对呼唤缺少反应、缺乏与人交往的兴趣、难以理解他人情绪和想法、不懂得社交规则、不能够根据社交场景和线索调整自己的社交行为、难以建立友谊。具体表现随年龄和疾病严重程度的不同而有所不同，其中以与同龄人的交往障碍最为突出。

2.交流障碍

孤独症患者在儿童期言语交流和非言语交流方面均存在障碍，其中以言语交流障碍最为突出，主要表现为语言理解能力受损，语言发育迟缓，语言形式及内容异常，语调、语速异常，言语运用能力受损；非言语交流障碍主要表现为交流的表情、动作、姿势很少。言语交流障碍通常也是患者就诊的最主要原因。

3.兴趣狭窄和刻板重复的行为方式

孤独症患儿兴趣范围比较狭窄，行为常常刻板重复，在日常生活中倾向于使用僵化刻板、墨守成规的方式。

（四）伴随症状

除典型表现外，部分孤独症患者还常存在自笑、情绪不稳定、冲动攻击、自伤等情绪及行为的异常；认知发展的不平衡，如部分患儿在音乐、记忆、计算能力等方面表现超乎常人；除此之外，许多孤独症患者存在不属于该病范畴的精神疾病症状，约70%患儿可能有一种共病的精神障碍，40%患儿可能有两种或多种共病的精神障碍。多数患儿在8岁前存在睡眠障碍，还常伴有精神发育迟滞、注意障碍、有过度活动倾向、感觉系统受损等表现。

【西医诊断】

至今为止，没有相关的实验室检查指标和影像学检查指标可以用于确诊孤独症，应采集客观而详细的病史，进行全面的精神检查，选择适当的量表对患儿的孤独症谱系障碍症状及发展和智能水平进行评估，进行躯体检查和必要的辅助检查，之后综合病史、精神检查、量表评定结果、躯体和神经系统检查及辅助检查结果，并结合诊断标准对孤独症及共病做出诊断。

大部分孤独症患儿在3岁以前就可以出现相应的表现，语言能力滞后、缺乏人际交流的能力是孤独症患儿最直接的外在表现，如对父母呼声不敏感、缺乏恰当的肢体动作、语言发育延迟等。

在临床工作中，可结合《精神障碍诊断与统计手册第5版（DSM-5）》诊断标准对患儿进行诊断。诊断标准如下：①在各种情景下持续存在的社会交流和社会交往缺陷，不能用一般的发育迟缓解释；②行为方式、兴趣或活动内容狭隘、重复；③症状必须在儿童早期出现；④所有症状共同限制和损害日常功能；⑤这些失调不能用智力障碍/智力发育障碍或全面性发育迟缓更好地解释。

辅助诊断工具包括儿童孤独症评定量表（CARS）等，CARS由专业人员对患儿进行评估时使用，共15个项目，每个项目4级评分。评估总分小于30分为非孤独症，大于等于30分为孤独症，其中30~37分为轻度孤独症，37~60分为重度孤独症。

【中医辨证】

1.肾精亏虚证

语言发育迟缓，行为方式重复刻板，不语或少语，兴趣狭窄怪异，目不视人，筋骨痿软，运动落后，囟门迟闭，智力落后，形体瘦小。苔薄白，指纹淡。

2.脾肾亏虚证

行为方式重复刻板，不语或少语，兴趣狭窄怪异，目不视人，倦怠乏力面色萎黄少华，语言发育迟缓，形体瘦小，智力落后，运动落后，纳差，腹胀。舌质淡，苔薄白，脉沉或脉细弱，指纹淡。

3.心脾两虚证

行为方式重复刻板，不语或少语，兴趣狭窄怪异，目不视人，夜眠不安，语言发育迟缓，胆怯易惊，形体瘦小，面色萎黄少华，纳差。舌质淡，苔薄白，脉细弱或指纹淡。

4.心肝火旺证

语言重复，喋喋不休，行为方式重复刻板，兴趣狭窄怪异，目不视人多动，注意力差，急躁易怒，任性固执，便秘溲黄，夜眠不安。舌质红或舌尖红，苔黄，脉弦或数。

5.痰蒙心窍证

对指令充耳不闻，喃喃自语，行为方式重复刻板，不语或少语，兴趣怪异，任性固执，反应迟钝，神情淡漠痴呆。舌质淡，舌体胖大，苔厚指纹淡或脉滑。

【针刺疗法】

1.主穴

水沟（鬼宫）、劳宫（鬼窟）、隐白（鬼垒）、大陵（鬼心）、少商（鬼信）、四神聪、本神、神庭、脑空。

2.配穴

肾精亏虚证配太溪、三阴交；脾肾亏虚证配脾俞、肾俞、三阴交；心脾两虚证心俞、脾俞、内关；心肝火旺证配少府、行间；痰蒙心窍证配丰隆。

3.操作方法

水沟向上斜刺0.3~0.5寸，强刺激；劳宫、大陵直刺0.3~0.5寸；隐白、少商浅刺0.1寸；四神聪、本神、神庭、脑空均平刺0.5~0.8寸。

4.选穴依据

孤独症属中医的"童昏""无慧""语迟""视无情""目无情"等范畴，病位在脑；其异常行为及智力低下的各种表现属中医心神失智的病变，"心藏神，主神明"，心与脑密切相关，"神"的各种表现都与"脑"有关。针刺十三鬼穴可调节情志，平衡人体阴阳，十三鬼穴作为治疗精神疾病的效穴，能起到调神的作用。取头部穴位能够激发经气，疏通头部经络，直达脑窍，醒脑开窍，安神定智。十三鬼穴是治疗情绪障碍、智力障碍的要穴。

【验案举隅】

邹某，男，6岁。2021年9月10日初诊。患儿家属诉其语言发育迟缓，行为刻板伴易怒两年余。患儿两年前因语言发育迟缓就诊，被诊断为孤独症谱系障碍（ASD），主要表现为与人交流少，语言表达困难，行为刻板，情绪易怒，常伴拍手、转圈等重复动作，睡眠差，大便干燥。多次行为干预效果有限，父母焦虑求治。

中医诊断：语迟证，肝郁化火证，神明失养证。

治则：疏肝解郁，调神安志，清心安神。

处方：水沟，劳宫、隐白、大陵、少商、四神聪、神庭、脑空。

操作：水沟向鼻根方向斜刺0.3~0.5寸，行轻泻法1分钟，开窍醒神，不留针；劳宫直刺0.3~0.5寸，捻转泻法1分钟，留针30分钟；隐白直刺0.1~0.2寸，轻泻法1分钟，留针30分钟；大陵直刺0.2~0.3寸，捻转泻法1分钟，留针30分钟；少商点刺放血，1~2滴即可，不留针；四神聪平刺0.5~0.8寸，轻捻转泻法1分钟，留针30分钟；神庭平刺0.3~0.5寸，透上星，捻转泻法1分钟，留针30分钟；脑空向后枕方向斜刺0.5~0.8寸，捻转泻法1分钟，留针30分钟。隔日针刺1次，10次为1个疗程。

疗效：治疗4次后：患儿睡眠改善，情绪稍稳定，重复动作减少。治疗1个疗程（10次）后，患儿情绪明显平稳，语言能力显著提升，可与父母进行简单对话，行为刻板减少，睡眠和大便正常。治疗2个疗程（20次）后：患儿行为习惯改善，语言表达能力进一步提高，与人交流意愿增强，家长反映生活质量显著提高。

第八节　躁狂症

躁狂症，全称躁狂性精神障碍，俗称"狂躁症"，是一种心境障碍，特征为情感高涨、思维奔逸及活动增多，严重时可伴精神病性症状。部分患者还可能出现冲动行为，如挥霍无度、不计后果的冒险行为等。情绪控制差、长期失眠、压力大者是该病发生的高危人群。躁狂症虽不会直接导致病死，但未经治疗或治疗不当可致严重后果，如自杀风险增加、反复发作影响人格及社会功能，甚者可能并发抑郁症状，形成双相情感障碍，增加治疗难度。

【病因】

（一）西医学

躁狂症是由多种因素共同导致的复杂性疾病，主要包括生物学因素、遗传因素、心理因素及社会环境因素。生物学上，大脑神经生化物质的改变，如去甲肾上腺素和多巴胺系统的亢进，被认为是主要原因。遗传因素也起着重要作用，家族中有躁狂症病史的人患病风险增加。心理因素如强烈的情绪刺激可能诱发躁狂症，而社会环境因素如生活压力、工作变动等也可能成为诱因。

（二）中医学

躁狂症属于中医学"狂证"的范畴，其发生与七情内伤、饮食失节、禀赋异常相关，损及脏腑功能，导致阴阳平衡，重阳者狂，火热扰窍，神明错乱而发狂。

若因禀赋不足，或胎儿在母体中有所大惊，胎气受扰，升降失调，阴阳失衡致使元神虚损，生后又有所触，则气机逆乱发为狂证。

情志因素一方面导致久郁气滞，血行瘀滞，元神之府失于充养；另一方面思虑过度，损伤心脾，生化乏源，气血不能上荣于脑，元神失养而发为狂证。此外猝受惊恐，损伤肝肾，或大怒伤肝，引动肝火，上冲犯脑，致使元神逆乱，发为狂证，及《素问·至真要大论》言："诸躁狂越，皆属于火。"

过食肥甘膏粱之品，损伤脾胃，酿成痰浊，复因心火暴张，痰随火生，蒙蔽心窍；或贪杯好饮，素有内湿，郁而化热，充斥胃肠，腑热上冲，扰动元神而发病。《素问·宣明五气》云："邪入于阳则狂。"

狂证的主要病机为阴阳失调，重阳者乃火热亢盛及其所致狂证。病位主要在脑，与心、肝、胆、胃相关。起病多急，发病多伴痰火之邪，火盛伤阴，阴液损耗；或炼液成痰，日久痰瘀互结，可出现虚实夹杂的证候。

【症状】

躁狂症以情感高涨、思维奔逸及活动增多为主要特征，患者常表现出异乎寻常的愉悦、兴奋或易怒情绪，同时伴有言语增多、语速加快、联想迅速等思维异常，以及行为冲动、活动增多等行为表现。躁狂症的病程多变，可自发缓解，但易反复发作。

1.情绪高涨　患者会感到异常愉快、兴高采烈，甚至可能过度乐观。这种情绪高涨往往与环境不相符，且可能突然发作。

2.思维兴奋活跃　患者的思维速度加快，联想丰富，讲话滔滔不绝，难以集中注意力，言语难以跟上思维的速度。

3.行为异常　患者可能表现出活动增多，兴趣广泛，对周围事物充满关切，但注意力也容易分散，行为可能冲动且不计后果。

4.睡眠减少　尽管睡眠时间减少，但患者通常不会感到疲倦，反而精力充沛。

5.自我评价过高　患者可能对自己的能力、地位或财富有过高的评价，表现出狂妄自大的态度。

【西医诊断】

躁狂症的诊断依据主要依据患者的临床表现，即情感高涨、思维奔逸及活动增多等症状，同时结合《精神障碍诊断与统计手册第5版（DSM-5）》进行确诊。

持续至少一周的一段时间（如果已住院治疗，则可以是任何时长），在每天的大部分时间里，患者持续表现出以下症状的至少3项（如果仅为易激惹，则需4项），即可确诊。

情感高涨：情绪异常高涨，常表现为极度愉快、兴奋或易怒。

思维奔逸：思维联想速度加快，表现为言语增多，语速加快，意念飘忽不定，思维内容夸大或不切实际。

活动增多：精力异常旺盛，活动明显增加，目标导向性活动增多，或表现为精神运动性兴奋。

自尊心膨胀或夸大：自我评价过高，认为自己无所不能，甚至出现夸大或妄想的情况。

睡眠需求减少：与平时相比，对睡眠的需求显著下降。

注意力分散：注意力容易随境转移，即注意力很容易被不重要和不相关的外界刺激所吸引。

鲁莽行为：参与高风险活动，如无节制的购物、轻率的性行为或愚蠢的商业投资，且不考虑后果。

【中医辨证】

1.痰火扰神证

起病常先有性情急躁，头痛失眠，两目怒视，面红目赤，突然狂暴无知，逾垣上屋，骂詈叫号，不避亲疏，或毁物伤人，或哭笑无常，登高而歌，弃衣而走，不食不眠。舌质红绛，苔多黄腻，脉弦滑数。

2.火盛伤阴

狂证日久，病势较缓，时作时止，精神疲惫，情绪焦虑，烦躁不眠，形瘦面红，五心烦热。舌质红，少苔或无苔，脉细数。

3.痰热瘀结证

狂证日久不愈，面色晦滞而秽，情绪躁扰不安，多言无序，恼怒不休，甚至登高而歌，弃衣而走，妄见妄闻，妄思离奇，头痛，心悸而烦。舌质紫暗或有瘀斑，苔少或薄黄而干，脉弦细或细涩。

【针刺疗法】

1.主穴

水沟（鬼宫）、劳宫（鬼窟）、风府（鬼枕）、大陵（鬼心）、神门、丰隆。

2.配穴

痰火扰神证配中脘、内庭；火盛伤阴证配行间、太溪；痰热瘀结证中脘、膈俞。

3.操作方法

水沟用重雀啄刺法，至眼球湿润为度；劳宫、大陵直刺0.3~0.5寸；风府取正坐位，头微微前倾，项部放松，向下颌方向缓慢刺入0.5~1寸。其余穴位用毫针刺法，按虚补实泻操作。

4.选穴依据

水沟、风府属督脉，督脉入络脑，又为阳脉之海，可醒脑开窍、镇静安神；神门为心之原穴，可调养心神，醒神开窍；心包经荥穴劳宫、原穴大陵相配，能清心泻火；胃经之络穴丰隆健脾化痰。

【验案举隅】

张某，男，32岁。2016年7月15日初诊。患者主诉情绪高涨、语速快、行为冲动两周余。患者自述两周前因工作压力大开始情绪异常兴奋，表现为语速快、言语多，思维奔逸，夜间睡眠显著减少，精力过剩，行为冲动，甚至有过激行为，家属难以控制。既往有躁狂发作病史，平时情绪不稳，曾口服心境稳定剂，疗效欠佳。此次发作症状明显，遂求助针灸治疗。

中医诊断：狂证，痰火扰心证，心神失养证。

治则：清心泻火，化痰宁神，安定情志。

处方：水沟（鬼宫）、劳宫（鬼窟）、风府（鬼枕）、大陵（鬼心）、神门、丰隆、百会、印堂、内关。

操作：水沟用重雀啄刺法，不留针；印堂向下平刺0.3~0.5寸，行轻泻法1分钟，不留针；风府穴取正坐位，头微微前倾，项部放松，向下颌方向缓慢刺入0.5~1寸，行捻转泻法1分钟，不留针；劳宫、大陵、神门直刺0.3~0.5寸；丰隆直刺0.8~1寸，向前平刺0.5~0.8寸；内关直刺0.5~1寸；百会行补法，其余穴位行泻法，留针30分钟。隔日针刺1次，10次为1个疗程。

疗效：治疗10次后患者情绪稳定，行为控制良好，精力恢复正常，家属反映患者生活恢复规律。

第九节　应激障碍

应激障碍是一类由于个体暴露于极端或持续性应激事件后所引发的心理疾病，通常表现为情绪、认知、身体反应等方面的异常。该类障碍包括急性应激障碍与创伤后应激障碍（PTSD），共同特征是患者在经历创伤性事件后，无法有效地适应或处理由此引发的情绪困扰和生理反应。症状通常包括情绪的高度不稳定、回避行为、情感麻木、睡眠障碍以及过度警觉等。随着时间的推移，症状可能持续恶化，影响个体的日常功能和生活质量。

根据世界卫生组织（WHO）的统计，应激障碍对全球健康构成严重威胁，且已成为导致长期残疾的主要心理健康问题之一。其发病率受多种因素的影响，包括个体的遗传易感性、心理韧性、创伤事件的性质与频率，以及社会支持系统的完备程度。及时识别与干预是减轻应激障碍影响的关键。

【病因】

（一）西医学

应激障碍是一种复杂的多因素疾病，其发生机制涉及重大创伤事件、神经生物学机制、遗传因素、个体心理特质、社会环境因素以及生活方式因素等。

1.重大创伤事件

重大创伤事件是应激障碍的直接诱因，这些事件通常包括自然灾害（如地震、洪水、飓风）、人为灾难（如战争、恐怖袭击）、个人创伤（如严重事故、性侵害、暴力袭击）、丧失经历（如亲人突然去世）以及持续性的高压状况（如长期虐待或家庭暴力）。这些突发或长期的负面事件会给个体的心理和生理带来极大的冲击，从而触发应激障碍的发生。

2.神经生物学机制

应激障碍的神经生物学基础主要包括神经递质失衡、脑区功能异常和神经内分泌系统过度激活。这些机制相互作用，共同影响情绪调节、记忆处理以及对应激事件的应答方式，从而形成应激障碍的表现。

（1）神经递质失衡应激障碍的神经递质失衡涉及多种与情绪调节和应激反应密切相关的物质，主要包括5-羟色胺（5-HT）、去甲肾上腺素（NE）和多巴胺（DA）。5-HT功能的减弱与个体的过度回避行为密切相关，可能是由于应激引发的情绪波动与焦虑情绪的升高，抑制了个体的情感反应与社交行为的适应性调节。NE不足则可能导致个体处于持续的警觉状态，增加了对环境威胁的敏感性，同时也可能影响自我调节和冲动控制。而DA的减少则常常与快感缺失、动机减退和奖励系统的失调相关，使得个体对积极刺激的反应减弱，进一步加剧应激反应的负面情绪体验。此外，谷氨酸等兴奋性神经递质的异常也在应激障碍中发挥作用，可能与突触可塑性改变及神经回路的重塑有关。

（2）脑区功能异常应激障碍的表现与多个脑区的功能异常密切相关，特别是与情绪处理、记忆和认知控制相关的脑区。在这些脑区中，杏仁核作为情绪和威胁感知的关键区域，其过度活跃可能导致个体对创伤记忆的过度回忆和情绪反应的过度强化，进而使创伤后应激障碍（PTSD）患者在面对创伤相关提示时表现出强烈的焦虑反应。与此同时，前额叶皮层的功能减弱可能导致情绪调节能力的下降，使得个体难以有效地抑制负面情绪反应和应激反应。由于前额叶皮层的抑制功能不足，这种情况可能使杏仁核的过度激活无法得到有效调控，从而形成恶性循环，进一步加剧应激反应。另一方面，海马的功能减弱不仅影响短期记忆和情景记忆的形成，还可能削弱其在情绪记忆调节中的作用，导致创伤相关记忆的持续性和侵入性增加。此外，脑内网络的功能性连接异常，尤其是杏仁核与前额叶皮层、海马之间的连接紊乱，也是应激障碍中常见的脑区功能障碍，进一步加剧了情绪与认知的失调。

（3）神经内分泌系统过度激活应激反应的神经内分泌机制主要通过下丘脑–垂体–肾上腺（HPA）轴调控。当个体遭遇应激事件时，HPA轴被激活，导致皮质醇分泌增加，这一反应在短期内有助于个体应对压力，增强应急能力。然而，长期的应激暴露会导致HPA轴的持续过度激活，进而导致皮质醇水平长期升高。长期过量的皮质醇不仅对免疫系统和新陈代谢产生负面影响，还可能直接损害神经系统，尤其是对海马的神经可塑性产生损害。皮质醇的过量作用通过抑制神经生长因子的合成和改变神经元的突触可塑性，可能导致海马萎缩，从而影响个体的学习和记忆能力，并使个体对创伤产生更高的敏感性。此外，慢性应激还可能导致内源性镇痛系统（如内啡肽系统）的功能失调，增加个体对痛觉和情绪刺激的反应敏感度。同时，神经内分泌功能的紊乱不仅限于皮质醇的过量，还涉及促肾上腺皮质激素（ACTH）、生长激素以及性激素等其他激素水平的变化，这些变化共同作用于应激反应的维持和加剧，进一步加深了应激障碍的生物学机制。

3.遗传因素

遗传因素是应激障碍的重要风险因素之一。大量研究表明，具有焦虑、抑郁或其他心理疾病家族史的个体更容易发展为应激障碍。这表明，遗传易感性可能通过影响个体对压力的生物学反应，增加疾病发生的风险。特别是某些基因变异，如与神经递质系统相关的5-HTT基因变异，可能使个体对创伤后压力更为敏感，从而增加应激障碍的风险。

4.个体心理特质

人们在面对压力时展现出的反应差异，往往与其独特的心理特质密切相关。缺乏有效的应对策略是应激障碍的主要心理危险因素之一。个体若未能有效调节情绪，或在遇到压力时无法采用积极的应对方式（如认知重构或情绪疏导），往往更容易产生长期的应激反应，进而发展为应激障碍。此外，具有悲观主义、低自尊或高神经质等特质的人群，通常在面对创伤性事件时容易产生过度的焦虑、恐惧和无助感。这些负面情绪不仅加剧了应激反应，也破坏了个体的情绪调节能力，从而增加了应激障碍的发病风险。研究表明，这些人格特质可能通过影响情绪反应的强度与持续时间，在个体暴露于创伤事件后发挥重要作用。

5.社会环境因素

个体在遭遇创伤性事件时，通常依赖社会支持系统来缓解压力。然而，缺乏有效的社会支持（如家庭、朋友或社区的支持）是导致应激障碍的一个重要因素。当个体在创伤后缺乏支持时，往往会感到更加孤立无援，这加剧了负面情绪和应激反应的积累，从而增加了应激障碍的发生风险。此外，社会环境中的负性因素，如遭受暴力、歧视或社会不公，也会加剧个体的压力感知。尤其是长期暴露于这些不良社会环境中的个体，往往难以有效调节内心的冲突和焦虑，进一步提高了心理健康问题的发生概率。儿童期的创伤经历，如家庭暴力、虐待或忽视，也会对个体的心理发育产生深远影响，使其在成年后更容易在面对压力时出现应激障碍。

6.生活方式因素

长期不良的生活方式，如睡眠障碍、药物滥用（如酒精、毒品）和缺乏规律的体育活动，会削弱个体的心理和生理适应能力，从而使其在面对压力时更加脆弱。睡眠不足或睡眠质量差直接影响大脑的情绪调节功能，使个体更容易出现焦虑、抑郁等情绪问题。药物滥用通过改变神经递质的平衡，进一步干扰情绪调节机制，增加应激障碍的发生风险。此外，慢性疾病、肥胖和不健康的饮食习惯等因素也会对身体健康产生负面影响，降低个体的心理抗压能力，导致在面对创伤性事件时产生更为剧烈的应激反应。研究表明，保持健康的生活方式，尤其是规律的作息和适量的体育活动，有助于提高个体对压力的抵抗力，从而减少应激障碍的发生概率。

（二）中医学

应激障碍在中医学中并没有直接对应的病名，但中医学对其临床症状早有认识。本病属于中医心悸、不寐、郁证、痫病、狂证、厥证、梅核气、健忘、脏躁、百合病、奔豚气、嗜睡等范畴，可以通过相关中医理论和病症来理解和解释。应激障碍的发生通常与情志长期抑郁、外界刺激过强或情绪过度波动等因素密切相关，进而引发气机郁滞和脏腑功能失调，表现为长期的情绪低落、焦虑、失眠、食欲不振、胸闷、烦躁等。

从中医角度看，情志的失调是应激障碍的主要病因。七情过极，尤其是恐惧、忧虑、愤怒等情绪的过度波动，能够直接损伤肝脏的疏泄功能、脾胃的运化功能及心脏的养血功能，导致气血失和、阴阳失衡。肝气郁结常表现为情绪不稳定、胸闷、易怒；脾气虚弱则导致疲乏、食欲不振等；心血不足则引起失眠、焦虑等症状。这些症状表明情志不调通过不同的脏腑损伤，最终导致气血运行受阻和脏腑功能紊乱。

此外，个体的体质差异也是应激障碍发生的重要因素。若患者先天体质虚弱、气血不足，或因长期过度劳累、积劳成疾，导致机体对外界刺激的调节能力较差，则情志波动易引发应激障碍。因此，治疗应激障碍不仅要注重情志的调节，缓解心理压力，还应通过补益脏腑、疏通气血、调和阴阳等方法，恢复身体的内在平衡，从而达到治疗的目的。

【症状】

1.急性应激障碍

急性应激障碍（Acute Stress Disorder，ASD）通常在经历急剧、严重的精神打击后迅速发病，发病时间通常在刺激后的数分钟至数小时内。其主要表现为一系列精神和认知障碍，患者常出现意识障碍，表现为意识模糊或意识范围狭窄，无法全面感知周围环境。定向障碍也是常见症状，患者可能对时间、地点和人物产生迷失，无法准确判断自己的位置和情境。言语缺乏条理，言辞混乱，表达困难，增加了沟通上的障碍。

此外，患者对周围事物的感知显著迟钝，无法做出正常的反应，可能出现人格解体的现象，感到自我与外界的隔离。强烈的恐惧感常伴随其中，患者可能出现极度的不安和紧张。在精神运动方面，患者表现为精神运动性兴奋，表现为不安、急躁、言语增多，或精神运动性抑制，表现为动作迟缓、言语减少甚至沉默。急性应激障碍的症状常常影响患者的日常生活，并且在初期如果未及时干预，可能发展为创伤后应激障碍。

2.创伤后应激障碍

创伤后应激障碍（post-traumatic stress disorder，PTSD）是创伤后的一种不

良应激反应，发生率较高，可导致严重后果。PTSD患者主要表现为创伤再体验、警觉性增高以及回避或麻木三联征。此外，患者常伴有其他多种症状，包括人生观和价值观的改变、分离症状、人际关系的疏离，甚至可能出现人格变化、抑郁、药物滥用等问题。对于创伤性事件的回忆，尤其是与事件相关的人、时间和地点，常常引发患者的精神痛苦或生理应激反应。少数患者可能因此出现自伤或自杀行为。

【西医诊断】

应激障碍的核心症状包括持续的焦虑、过度担忧、紧张、情绪波动和对外界压力的过度反应；其他症状可能包括注意力不集中、失眠、肌肉紧张、心跳加速、易怒、食欲变化等。临床特点主要表现为痛苦、反复回想创伤经历、回避创伤情景及持续性应激，同时伴有一定的焦虑、抑郁等负面情绪及睡眠障碍。目前应激障碍的诊断标准参考《国际疾病与分类（ICD-11）》和《精神障碍诊断与统计手册第5版（DSM-5）》。这些标准定义了应激障碍的诊断依据和分类方法，并强调症状的持续时间、严重程度以及对功能的影响。

应激障碍的诊断要求患者在经历了显著的生活事件或应激源后，表现出持续的情绪和生理反应，且这些症状必须在症状出现后的一个月内持续，且对个人的日常生活、工作、社交和情感功能产生显著干扰。具体来说，应激障碍的诊断要求症状必须至少存在两周，并且要排除其他精神障碍、躯体疾病以及药物引起的症状。

应激障碍的严重程度可以根据症状的数量、强度以及对功能的影响来进行分级。轻度应激障碍表现为症状较轻，患者可能在生活中感到一定的不适，但仍能维持基本的日常活动。中度应激障碍则表现为症状明显影响患者的社交和工作功能，患者可能需要额外的支持来应对日常事务。重度应激障碍症状严重，可能导致患者的生活几乎完全失能，且可能伴随显著的自伤或自杀念头，治疗需要紧急干预。

诊断应激障碍时，除了考虑症状的持续时间和严重程度外，还需要综合评估患者的应激源、个体差异以及可能的心理社会因素，以制定合适的治疗方案。

【中医辨证】

1.肝气郁结证

情绪压抑、烦躁不安，伴有胸胁胀痛、脘闷嗳气，食欲不振，大便不调。情绪容易急躁易怒，可能出现头痛、目赤、耳鸣等症状。舌质红，苔薄黄，脉弦或弦数。

2.气郁化火证

情绪激动，烦躁易怒，头昏头痛，口苦口干，脘腹胀满，便秘，失眠等。情绪波动较大，心烦意乱，可能伴随脾胃不和的表现。舌质红，苔黄腻，脉滑数。

3.心脾两虚证

常感心悸失眠，容易感到恐惧或不安，伴随失眠多梦、面色萎黄、精神疲倦、食欲不振等，体力虚弱。舌淡苔薄，脉细弱。

4.心阴亏虚证

情绪低落、虚烦不安、失眠，心悸健忘，常伴头晕耳鸣、腰膝酸软、口干津少、盗汗等症状。舌红少苔，脉细数。

【针刺疗法】

1.主穴

四神聪、神门、太冲、三阴交。

2.配穴

噩梦、失眠者加印堂、安眠；惊悸、烦躁者加内关、心俞、肝俞；情绪低落、有罪恶感者加水沟、丰隆、肝俞。

3.操作方法

令患者取坐位或仰卧位，常规消毒皮肤，分别选用0.30mm×25mm、0.30mm×50mm毫针，神门、太冲、安眠直刺25mm，三阴交、内关、丰隆直刺40mm，用平补平泻法；四神聪分别向百会方向平刺15mm，采用小幅度高频率捻转法，每分钟捻转200次，捻转2分钟，间隔10分钟再捻转1次；平刺印堂、水沟15mm，小幅度快速提插10秒；心俞、肝俞向脊柱方向斜刺20mm，用平补平泻法。每日治疗1次，每次留针30分钟，10次为1个疗程，休息3天再进行下1个疗程。

4.选穴依据

四神聪位于百会前后左右各一寸处。《太平圣惠方》载："神聪四穴，理头风目眩，狂乱疯痫，针入三分。"现代有书籍记载该穴具有镇静安神、清利头目、醒脑开窍的作用。该穴取穴简便、安全。凡与心、脑、肝相关的疾病，用之均可获良效。选取四神聪，通过调节大脑，清理神志，提高记忆力，增强脑部的平衡功能，有助于调节焦虑与紧张情绪。神门可安神定志，缓解焦虑、失眠等症状，起到舒缓情绪和镇静心神的作用。太冲疏肝解郁，调理气机，帮助改善由于情绪郁结而引起的各种应激反应。三阴交调和全身阴阳，理气活血，缓解由情绪波动引起的生理不适，具有镇静与安神效果。印堂清除脑部邪气，舒缓压力，改善睡眠问题，有助于缓解应激引发的失眠。安神针对因应激导致的失眠症状，帮助安抚心神，促进深度睡眠。内关调节心脏功能，舒缓焦虑和心悸，有助于减轻紧张和烦躁的情绪。心俞安神定志，调和心气，能够帮助舒缓因焦虑和压力引起的心悸、心慌症状。肝俞疏肝解郁，缓解由于情绪波动引起的肝气郁结所造成的焦虑、烦躁等症状。水沟调节阴阳，安神定志，帮助缓解由应激引起的神经紊乱与情绪波动。丰隆舒缓情绪，调和气机，疏肝解郁，缓解紧张与焦虑。

【验案举隅】

患者，女，45岁。2008年7月6日初诊。患者主诉噩梦1月余。患者自"5.12汶川大地震"后，经常被梦中地震场景惊醒，害怕睡觉，头晕心烦，易惊吓，怕进高楼，怕坐电梯，精神不佳，时有地震的错觉或幻觉。

西医诊断：创伤后应激障碍。

中医诊断：心脾两虚，肝气郁结，痰火扰心。

治则：疏肝解郁，养心安神，健脾化痰，清热化火。

处方：四神聪、神门、太冲、三阴交、印堂、安眠、内关、心俞、肝俞、水沟、丰隆、百会。

操作：患者仰卧位，予0.30mm×25mm不锈钢针进行针刺，先下肢，后上肢，次头面部，依次从阴经到阳经的顺序进行针刺。神门、太冲、安眠、三阴交、内关、丰隆、百会直刺25mm，使用小幅度、均匀提插捻转平补平泻法。四神聪针刺向百会方向平刺15mm，采用小幅度高频率捻转法，每分钟捻转200次，捻转2分钟，间隔10分钟再捻转1次。印堂、水沟平刺15mm，采用小幅度快速提插法，每次提插10秒。心俞、肝俞向脊柱方向斜刺20mm，采用平补平泻法。每次治疗留针30分钟，每周治疗3次，10次为1个疗程，连续治疗3个疗程。

疗效：1个疗程后，患者噩梦明显减少，错觉、幻觉消失，头晕心烦、易惊吓、怕进高楼、怕坐电梯、精神不佳症状改善。治疗3个疗程后，患者情绪稳定，夜寐良好，症状基本消失。随访1月未见复发。

第五章　十三鬼穴在其他领域拓展应用

第一节　脑卒中后遗症

脑卒中包括脑出血、脑栓塞、脑血栓形成、脑梗死等脑血管意外，可分为出血性脑卒中与缺血性脑卒中。多数发病与动脉硬化、高血压、高血脂、血黏稠度高等有关。脑卒中后遗症仅指患者在成功救治后所遗留的不同程度的运动、感知、言语和认知方面的障碍，具体表现为半身不遂、麻木不仁、口眼歪斜、言语不利等。一般认为，在脑卒中发病后6个月内进行康复治疗效果比较显著，偏瘫功能的恢复在1年后逐渐减慢甚至停止，这就给后遗症期的康复治疗带来了较大的难度。脑卒中后遗症不仅影响患者的生活质量，还可能导致患者长期依赖他人，增加家庭和社会负担。

【病因】

（一）出血性脑卒中

1.季节

秋冬季比夏季好发，这归因于冬天天气寒冷、血管收缩导致血压上升；相反，夏季天气转热、血管扩张，导致血压相应下降。值得注意的是，夏季中暑，出汗增多也会促发脑出血。

2.情绪

情绪激动会使血压突然升高，引起脑出血。

3.过度疲劳和用力过猛

过度疲劳和用力过猛可引起血压升高，造成脑出血。

4.饮食

进餐过饱或过分油腻会使血液中的脂质增多，血液循环加快，血压突然上升，进而导致脑出血。

（二）缺血性脑卒中

1.心源性脑栓塞

通常是由于心脏疾病引发的血栓脱落并通过血流进入脑血管，导致脑血管阻塞。心源性栓塞常见的疾病包括：心房颤动、心肌梗死、心脏瓣膜病。

2.动脉粥样硬化

动脉粥样硬化是缺血性脑卒中的重要原因，长期的高血压、高血糖、高血脂等因素导致血管内皮受损，脂质（如胆固醇）沉积在血管内壁，形成动脉粥样斑块。这些斑块会逐渐变大，导致血管腔变窄，最终造成血流受阻。如果斑块破裂，形成血栓，可能导致血管完全堵塞，从而引发脑梗死。

3.其他原因

如动脉炎症等。

【症状】

后遗症的症状因脑卒中的类型（缺血性或出血性）、损伤部位、卒中严重程度、治疗及时性和个体差异而有所不同。常见的脑卒中后遗症症状包括以下几类。

（一）运动障碍

1.偏瘫

脑卒中后遗症中最常见的表现，主要包括一侧面部及肢体力量减弱、活动不便，如口角歪斜、不能举物、抬起费力或不能抬起、走路拖曳，也可出现一侧肢体完全瘫痪，不能活动。

2.肌张力变化

常伴有肌肉痉挛，表现为主动或者被动屈伸关节时感到阻力高于正常。少数情况下也会出现肌肉异常松弛，关节活动阻力小于正常。

3.共济失调

指协调运动能力下降，无法完成精细动作的协调、平衡能力的掌握等，最常见的表现是步态不稳、动作笨拙。

（二）认知障碍

1.记忆力减退

脑卒中患者可能出现短期记忆丧失、回忆困难等问题。

2.注意力缺陷

患者可能表现为无法集中注意力、容易分心，影响日常活动的完成。

3.执行功能障碍

如决策、计划、问题解决等能力受损。患者可能难以处理复杂任务，或做出合理决策。

4.思维迟缓或困惑

有些患者可能感到思维混乱、理解力减退，或者出现推理和理解能力障碍。

（三）言语障碍

1.失语症

包括理解、表达语言困难。患者可能无法理解语言，或说话时无法组织语言表达。

2.构音障碍

说话不清晰，发音不准确。

3.口吃

部分患者在恢复过程中可能出现口吃或语言流畅度障碍。

（四）感觉障碍

1.肢体麻木

卒中后，患者常会出现一侧肢体麻木或感觉丧失，尤其是面部、手臂或腿部。

2.疼痛

脑卒中后患者可能会经历异常的感觉，如肢体的烧灼痛、刺痛或钝痛。

3.触觉障碍

包括不能正确感觉温度、压力或触碰。

（五）其他

可出现癫痫、头痛、眩晕、恶心、失眠、多梦、多汗、心悸、大小便失禁等。

【西医诊断】

1.诊断依据

根据病史和临床表现很容易确诊，不过还需进一步检查，以确定病变程度或排除其他病变。

2.病史

有脑卒中病史。

3.临床表现

有偏瘫、走路不稳、语言障碍、吞咽困难、记忆力下降、人格改变、视力障碍等症状。

4.神经系统专科检查

肌肉力量检查　通过患者抬手、坐起、站立、行走等动作，判断肌肉情况。

皮肤感觉检查　用棉签在患者皮肤上滑动，或用钝针轻扎皮肤，根据患者反馈的情况，评估感觉障碍的程度。

吞咽功能检查　通过观察患者喝水有无呛咳来评估吞咽功能。

认知功能检查　可通过常识问答、计算、图片辨认等评估智力水平。

语言功能评估　通过让患者复述完整句子，或主动说出完整句子，或阅读等，评估语言障碍情况。

5.影像学检查

头颅CT或MRI　明确脑卒中病灶及性质（缺血性或出血性）。

脑血管成像（CTA、MRA、DSA）　观察脑血管病变情况。

【中医辨证】

中风恢复期及后遗症期多属本虚标实而侧重在"本虚"，其虚可见气虚与阴虚，但以气虚为多见。按"缓则治其本"的原则，应以扶正为主。然半身不遂、偏身麻木、言语不利之症俱在，乃瘀血、湿痰阻络而成，故治宜标本兼顾。结合临床实践，大致可分以下几型，并需随症加减。

1.气虚血瘀证

半身不遂，口舌歪斜，舌强言謇或不语。感觉减退或消失，面色白，气短乏力，自汗出。舌质暗淡，舌苔薄白腻或有齿痕，脉沉细、细缓或细弦。

2.肝肾阴虚证

半身不遂，口舌歪斜，舌强言謇或不语。感觉减退或消失，眩晕耳鸣，腰酸腿软，健忘失眠，咽干口燥。舌质红，少苔或无苔，脉弦细数。

3.风痰瘀血证

半身不遂，口舌歪斜，舌强言謇或不语，偏身麻木，头晕目眩。舌质暗淡。舌苔薄白或白腻，脉弦滑。

【针刺疗法】

（一）中风后失眠

1.主穴

风府（鬼枕）、上星（鬼堂）、隐白（鬼垒）。

2.配穴

若兼心火亢盛、烦躁可加水沟（鬼宫）、大陵（鬼心）、劳宫（鬼窟）。

3.操作方法

患者体位取仰卧位，腧穴局部消毒，风府，刺入1寸；上星，向上平刺0.5寸；隐白，浅刺0.2寸。

4.取穴依据

中风后患者气血亏虚，脏腑失养（心主血脉、肝主藏血、脾主统血等功能俱受影响），致脑失血养、脑络失荣、元神失养、神机失用，引发不寐。其主要病机为气血亏虚、脑络失荣。鬼枕风府、鬼堂上星以疏通头部经气，引气血以达头部，濡养脑窍；取鬼垒隐白以补脾气，养阴血；若兼心火亢盛、烦躁可加鬼宫水沟以安神镇静，加鬼心大陵、鬼窟劳宫以泻心火、养心脉。

（二）中风后二便障碍

1.主穴

大陵（鬼心）、劳宫（鬼窟）、申脉（鬼路）、上星（鬼堂）、会阴（鬼藏）、曲池（鬼腿）。

2.配穴

百会、四神聪、委中、三阴交、大肠俞、气海。

3.操作方法

让患者处于端坐位，对以上所选穴位的局部皮肤，进行酒精消毒，再使用长约15mm的毫针，用正常进针手法刺入上述穴位中，然后再缓慢提插和轻柔捻转银针使之得气，若感觉得气后，留针30分钟，每天针刺1次。鉴于会阴的特殊位置，需与患者及家属充分沟通后，方可针刺，行针时注意隐私保护，取膝胸位，针刺平补平泻，得气不留针。

4.取穴依据

中风后二便障碍，是由于下位神经失去上位神经的控制，膀胱逼尿肌及肠神经功能亢进或减退，致二便障碍。脑为元神之府，主司一切思维、意识、神志活动，中风后脑窍气机失调，神无所主，失于调控，故出现二便失常。针刺鬼心大陵、鬼窟劳宫以养心血，心主神明，心脉得养，神智得控；针刺鬼路申脉以调节膀胱经的经气以司膀胱开合；针刺鬼堂上星可开窍醒脑、疏通头部气血以养脑窍，脑窍通则二便自控；针刺鬼藏会阴可刺激盆底神经使盆底肌收缩，从而可以调节膀胱、大小肠的功能；针刺鬼池曲池可调节大肠经气，大肠主津，津液得以散布，大便自通。

（三）中风后偏瘫

1.主穴

曲池（鬼腿）、风府（鬼枕）。

2.配穴

上肢不利者加大陵（鬼心）、劳宫（鬼窟）；下肢不利者加申脉（鬼路）。

3.操作方法

患者坐位，对穴位以及周围皮肤进行常规消毒。风府刺入1寸，曲池直刺0.5~1.0寸，每个穴位捻转次数在160次以上，时间为1分钟左右，留针时间20分钟，期间行针1次。

4.取穴依据

偏瘫伴中风而生，乃气血凝滞、脉络痹阻所致。鬼枕风府为督脉之腧穴，督脉与足太阳经入络于脑，脑为元神之府，为髓海，故针鬼枕风府，可调畅经气、通督醒神，促进气血运行、功能恢复。鬼池曲池为手阳明经合穴，内达脏腑，调和气血；外利肢节，舒经活络。上肢不利者，针鬼心大陵、鬼窟劳宫，二穴分别位于手腕、掌侧，刺之病所；鬼心大陵为手厥阴心包经原穴，亦为输穴，"输主体重节痛"故针鬼心大陵可宽胸理气、舒利肢节。下肢不利者配以鬼路申脉，共奏舒筋利节之功。

（四）中风后失语

1.主穴

大陵（鬼心）、承浆（鬼市）、海泉（鬼封）、水沟（鬼宫）、风府（鬼枕）。

2.操作方法

风府刺入1寸，大陵直刺0.5~1寸，承浆直刺0.3寸，海泉采用点刺法，水沟针尖斜刺0.2~0.3寸，行雀啄法动留针，以患者双目流泪为度。

3.取穴依据

中风失语归属为"喑痱"范畴，中医认为"心气通于舌"，心气乱则言语不利。鬼心大陵为少阴心经之原穴，可清心宁神，心气和则言语利。配以鬼市承浆，为手阳明大肠经与任督二脉之会，从阳引阴，且位于颏唇沟正中凹陷，刺之病所，为治疗暴喑不能言首选穴。针鬼封海泉，可通调舌络、清利咽喉；舌体根部为任脉、手厥阴心包经、足太阴脾经所过之处，多气多血，故针鬼封海泉在促进语言功能恢复方面效果显著。舌上布有丰富的血管、淋巴管、神经，通过舌针刺激末梢神经可增强中枢神经系统的兴奋性，再加鬼宫水沟、鬼枕风府通关开窍，共同促进中风后失语患者的言语功能恢复。

（五）中风后吞咽障碍

1.主穴

海泉（鬼封）、风府（鬼枕）。

2.操作方法

患者正坐位，采用0.35mm×40mm毫针，局部常规消毒后，快速刺入海泉穴皮下，针尖朝向舌根方向斜刺16~30mm，得气后行平补平泻法，使舌根部有较强酸胀感；患者正坐位，头微前倾，项部放松，采用0.35mm×40mm毫针，局部常规消毒后，快速刺入风府穴皮下，向下颌方向缓慢刺入16~26mm，不可向上深刺，以免刺入枕骨大孔，伤及延髓，局部有酸胀的针感即可，得气后行平补平泻法。

3.取穴依据

中风后吞咽反射中枢损伤与吞咽肌肉瘫痪共同造成吞咽障碍。中医将中风后吞咽障碍归属于"喉痹""暗痱""噎膈"等范畴，多由于风阳痰浊瘀血上阻清窍、脑失所用而致。口舌咽喉气机不利则饮食吞咽受阻；气机通利则吞咽顺畅。鬼封海泉位于舌下，上通于脑，下通于脏腑，调理气机顺降，故针海泉直中病所，以利喉舌，是治疗吞咽障碍的1个重点局部穴位。鬼枕风府位于督脉，有研究表明针刺鬼枕风府穴可激活孤束核吞咽相关神经元。鬼枕风府与鬼封海泉，前后配穴，可醒脑开窍、利喉舌以助吞咽。

（六）中风后呃逆

1.主穴

承浆（鬼市）、水沟（鬼宫）。

2.操作方法

患者取坐，首刺水沟穴，向鼻中隔方向斜刺0.2~0.3寸，单向捻转使之滞针，采用雀啄泻法，施手法1分钟，至眼球湿润或流泪为度。承浆直刺0.3寸。

3.取穴依据

中风后呃逆为脑窍所伤，窍闭神匮，元神受累致使神不导气，进而引起气机失调、脏腑功能低下。气机逆乱，当调理气机，遏其逆气之源，使清阳得升浊气自降，治则当中风与呃逆同治。任督二脉与阳明经交会于鬼市承浆，阳明经多气多血，故针鬼市承浆可调和气血、降逆顺气，胃气得降，呃逆得消。水沟为历代醒神急救之要穴，归属督脉，与脑及脏腑密切相关，针刺之可调理脏腑阴阳气血，再配以常规选穴，共奏理气降逆安神之功，用治呃逆，疗效较好。

（七）中风后复视

1.主穴

申脉（鬼路）、上星（鬼堂）、风府（鬼枕）。

2.操作方法

首针风府，刺入1寸；继针上星，向上平刺0.5寸。

3.取穴依据

中风后复视主要由于肝肾亏损、精髓不足、目失所养所致，治宜滋补肝肾、濡养筋脉、填精益髓。鬼路申脉为足太阳膀胱经经穴，足太阳膀胱经"主筋所生病"，且为八脉交会穴，通于阳跷脉，主司目之开阖。目周之经筋主司目睛之正常运转，司目睛运转之经筋以足太阳、足阳明、足少阳三经为主。其中足太阳为目上纲，配以鬼堂上星、鬼枕风府共奏疏通经络、濡养眼窍之功。

【验案举隅】

患者，男，72岁，2021年10月14日初诊。患者主诉左侧肢体活动不利4年，伴频繁呃逆7天。患者于7天前无明显诱因突发呃逆，昼夜不止，无恶心呕吐、脘腹不适，左侧肢体活动不利，伴口角㖞斜，语言欠流利等，当时无头晕头痛、胸闷憋气、二便失禁等症，就诊于外院急诊科。查颅脑CT：缺血灶及软化灶，除外急性脑血管病。遂转诊于消化科，予口服雷贝拉唑钠肠溶片及健胃消炎颗粒（具体用量不详），经治疗后症状未见明显改善。患者为求进一步治疗，遂就诊于我院针灸科。刻下症：神清、精神欠佳，呃逆频作，语言欠流利，左侧肢体活动不利，角口㖞斜。纳可，寐差，二便调。舌质老，苔白腻，脉弦细。

西医诊断：中枢性呃逆。

中医诊断：中风后呃逆。

治则：调神导气。

选穴：上星、百会、印堂、内关、攒竹、前廉泉、中脘、足三里、合谷、太冲、咽后壁。

针刺操作：嘱患者取仰卧位，局部常规消毒。上星向百会方向透刺2.0~2.5寸，施以强刺激捻转泻法，每分钟捻转约200次，持续捻转2~3分钟，使针感沿正中线及两侧颞部传导，放射至后头部；印堂向鼻根方向斜刺0.5~0.7寸，以局部酸胀感为宜。内关直刺1寸，采用提插捻转泻法，两手同时操作，施手法1分钟，使针感沿腕部上下放射；攒竹平刺0.5~0.8寸，平补平泻以得气为度；前廉泉直刺1.5寸，得气后施术者用中指抵住针根部，使针体弯曲，针尖刺向舌根部，施以捻转提插泻法约3秒，促使针感扩散至口咽部，前廉泉直刺1.5寸，得气后施术者用中指抵住针根部，使针体弯曲，针尖刺向舌根部，施以捻转提插泻法约3秒，促使针感扩散至口咽部，令患者随其口令做深而长的呼吸，施呼吸补泻之补法，并配合捻转提插补法，使针感向腹部放射，行针1分钟。合谷、太冲，直刺1寸，行捻转提插泻法。留针50分钟。咽后壁点刺，选用0.25×75mm的一次性针灸针，令患者张大口，轻发"啊"声，以毫针在咽后壁轻轻点刺3~5次，速刺不留针，以不出血为度。按上法针刺1次后，呃逆即止，当天未再发。为进一步巩固治疗，继续针刺治疗7天。随访3个月，病情未反复。

第二节　胃肠功能紊乱

胃肠功能紊乱，又称胃肠神经官能症，是无器质性病变的一组胃肠综合征。患者均有胃肠不适的表现，但经胃镜及各种检查均查不出具体的病变。多因精神抑郁、生气动怒、休息不好和劳累等因素而发病，起病缓慢不自觉，病程时间长，反复发作，影响胃肠功能正常活动，进而引起胃肠道的功能障碍。本病的发生率占胃肠疾病患者人群的20%以上，发病年龄段在30~50岁之间，女性多于男性。生活紧张，有一定生活压力和精神压力，性格偏执，心情烦怒者易患此症。一般只要能积极治疗2~4个月，坚持服药，对脾、肾、胃、肠等的功能进行调理，即可缓解和康复。

【病因】

1.饮食

饮食是影响胃肠功能最常见的原因，不当的饮食习惯或不适合的食物可能导致胃肠功能紊乱。一些辛辣刺激性食物，比如酸味水果、香料、酒类、辣椒和浓咖啡，易造成人体不耐受的食物，比如牛奶、豆制品，不易消化的食物和可发酵的食物均可能诱发或加重胃肠功能紊乱。

2.消化系统疾病

比较常见的消化系统疾病如消化不良、胃炎、溃疡病、急性胃肠炎、便秘，均可诱发或加重胃肠功能紊乱。

3.精神心理因素

成年女性、脑力劳动者、性格内向者、常处于神经过敏状态等胃肠道功能紊乱易感人群。

【症状】

1.腹痛、腹部不适

常沿肠管有不适感或腹痛，可发展为绞痛，持续数分钟至数小时，以左下腹或下腹多见，也可位于脐周。腹痛常在便前发生或加重，便后或排气后缓解消失。有些食物如粗纤维蔬菜、粗纤维水果、浓烈调味品、酒、冷饮等，食入可诱发腹痛，但腹痛不进行性加重，睡眠时不发作。

2.腹泻或不成形便

腹泻常于餐后，尤其是早餐后多次排便。亦可发生于其余时间，但不发生在夜间。偶尔大便可达每日10次以上，但每次大便量少，总量很少超过正常范围。有时每日大便仅1~2次，但不成形。腹泻或不成形便有时与正常便或便秘相交替，粪质量少而黏液量很多，但无脓血。便秘便干结、量少，呈羊粪状或细杆状，表面可附黏液。

3.其他消化道症状

胃肠胀气，消化不良，上腹胀满，频繁嗳气，餐后加重，常伴口干、口苦等，可有排便不尽感、放屁多、排便窘迫感。

4.自主神经功能紊乱

焦虑、紧张、失眠、乏力、心悸、手足多汗、血压偏低、头面阵热与头晕等。

【西医诊断】

1.诊断依据

根据《罗马Ⅳ：功能性胃肠病/肠-脑互动异常》，胃肠功能紊乱的诊断通常依赖于症状的时间、频率和持续性等标准。罗马Ⅳ标准被广泛应用于胃肠功能紊乱的诊断。反复一种或多种上述胃肠功能紊乱症状，而无胃肠器质疾病症状。

2.病史

无慢性系统疾病、无长期药史、无腹部手术史。

3.临床表现

以胃肠道症状为主，胃神经官能症的患者多表现为反酸、嗳气、厌食、恶心、呕吐、剑突下灼热感、食后饱胀、上腹不适或疼痛，每遇情绪变化则症状加重。肠神经官能症以肠道症状为主，患者常有腹痛、腹胀、肠鸣、腹泻和便秘、左下腹痛时可扪及条索状肿物，腹痛常因进食或冷饮而加重，在排便、排气、灌肠后减轻。腹痛常伴有腹胀、排便不畅感或排便次数增加，粪便可稀可干等症状。过去称此为结肠功能紊乱、结肠痉挛、结肠过敏、痉挛性结肠炎、黏液性结肠炎、情绪性腹泻等。无贫血、消瘦、黄疸、颈部淋巴结肿大、肝脾肿大、腹部包块、腹水等体征。胃镜、肠镜、腹部B超、CT检查、核磁共振检查、血常规等检查无异常发现。

【中医辨证】

脾胃气滞是其主要原因。发病常与情志不遂、饮食不节、劳累等因素有关。

起病或缓或急，常有反复发作病史。忧思恼怒，久郁不解，导致肝气不舒，日久横逆犯脾，而发本病。

（一）功能性消化不良

1.肝胃不和证

胃脘胀痛，胀多于痛，嗳气频作，情志不舒时加重。苔薄白，脉弦。

2.脾胃虚弱证

胃脘隐痛，喜温喜按，食后加重，神疲乏力。苔薄白，脉弱。中气不足，运化无力，胃气不和，导致脘腹隐痛、食少纳差。

3.胃阴不足证

胃脘灼痛，口燥咽干，饥而不欲食，大便干。舌红少苔，脉细数。

4.痰湿阻胃证

胃脘痞满，恶心呕吐，嗳气频作，食欲不振。苔白腻，脉滑。

（二）肠易激综合征

1.肝郁脾虚证

腹痛胀满，便溏不爽，或腹泻前感情志抑郁，嗳气频作。苔白腻，脉弦细。

2.脾胃湿热证

腹痛腹泻，便急易泻，黏滞不爽。舌红苔黄腻，脉滑数。

3.脾肾阳虚证

腹痛隐隐，肠鸣即泻，遇寒加重，便稀清薄，神疲乏力。舌淡苔白，脉沉细。

4.气滞血瘀证

腹部胀满，疼痛固定，肛门坠胀。舌暗有瘀斑，脉涩。

（三）功能性便秘

1.气滞便秘

排便困难，粪质不硬，伴腹胀嗳气，情绪不舒时加重。舌苔薄白，脉弦。

2.气虚便秘

排便无力，粪质干硬，伴气短乏力，神疲懒言。舌淡苔白，脉细弱。

3.血虚便秘

粪便干结如羊屎，排便困难，伴头晕心悸，面色无华。舌淡苔少，脉细。

4.寒凝便秘

大便干硬难排，小腹冷痛，四肢不温，喜温喜按。舌淡苔白，脉沉迟。

【针刺疗法】

1.主穴

足三里、上巨虚、下巨虚、曲池（鬼腿）、阴陵泉、三阴交、地机、太冲。

2.配穴

若失眠、心悸加安眠；焦虑不安加神门；反酸、恶心、嗳气加内关；饮食停滞加梁门、天枢

3.操作方法

统一采用0.30mm×40mm的一次性无菌针灸针。操作医师清洗、消毒双手后，常规穴位消毒，单手指切进针，针刺深度1~1.5cm，行针（提插捻转）至患者自觉得气（酸麻胀痛感），留针30分钟。

4.取穴依据

《灵枢·邪气脏腑病形》："胃合入于三里，大肠合入于巨虚上廉，小肠合入于巨虚下廉。"根据"合治内腑"的原则，足三里、上巨虚、下巨虚为治疗胃肠疾病的首选穴位。三阴交的主要治疗功效为健脾和胃、滋阴润肠，为足太阴、足少阴、足厥阴经的交会穴。太冲、足三里、三阴交合称"足三针"，其同时应用具有协同作用，尤其是在胃肠系统方面具有显著效果。以上六穴配伍，具有和胃降逆，健脾益气的功效。胃肠功能的恢复与脾胃虚弱及气机升降异常有关，还与肝气疏泄、肾阳温煦、小肠的受化、大肠的传导以及三焦的通降有关，曲池、阴陵泉、地机、太冲疏肝理气，补肾阳，调畅三焦。

【验案举隅】

患者，男，56岁，以"反复脘腹胀满隐痛伴恶心、食欲不振7个月余"为主诉于2020年8月17日就诊。患者于7个月前因饮食不节出现脘腹胀满隐痛，恶心、欲呕，无嗳气、呃逆、腹泻，社区医院予奥美拉唑口服，症状改善。其

后上述症状反复发作，脘腹胀满隐痛，食欲减退，恶心，偶有呕吐少量胃内容物，倦怠乏力，便意频繁，无头晕、胸闷、心悸，无嗳气、呃逆，无里急后重，于外院住院治疗，行血常规、尿常规、胃肠镜及电子计算机断层扫描等检查，已排除恶性肿瘤、急性炎症、溃疡等，多次予中药及西药等治疗（具体不详）后，症状持续不减，体重锐减17kg。刻下症：脘腹胀满隐痛，食欲不振，半流质饮食，恶心、欲呕，疲乏无力，嗜睡，痰多白黏，耳鸣时作，小便量多，大便溏、量少，2日一行。既往肾病综合征病史。体格检查：神清，精神欠佳，面色欠华，头发发白，分布均匀。舌淡边有齿痕，苔白稍厚，脉沉细弱。

西医诊断：胃肠功能紊乱。

中医诊断：胃痛（脾虚湿滞兼肾虚）。

治则：补脾益肾，化湿行气和胃。

选穴：中脘、下脘、气海、关元、天枢（双侧）、内关（双侧）、曲池（双侧）、足三里（双侧）、阴陵泉（双侧）、三阴交（双侧）、公孙（双侧）。

操作：治疗前嘱患者排空膀胱。患者仰卧位，暴露针刺部位，常规消毒，运用弹指进针法进针。中脘、下脘、气海、关元、天枢、内关、公孙采用1寸毫针，腹部诸穴进针0.8~1.0寸，行捻转补法；内关、公孙进针0.5~0.8寸，行捻转平补平泻法；曲池、足三里、三阴交、阴陵泉采用1.5寸毫针进针0.8~1.2寸，足三里行捻转补法，余穴行捻转平补平泻法。针感以局部酸麻胀痛为度，每10分钟行针1次，留针30分钟后取针。首次治疗后患者诉感脘腹部温暖，胀痛感明显减轻，腰腹部变松可挺直。治疗7次后患者诉脘腹部痛感减轻，以胀为主，进食量较前增多，疲乏、困倦感减轻，但仍时有耳鸣、恶心、欲呕感，未再呕吐，夜寐可，小便调，大便成形、2~3日一行。治疗1个疗程后，患者精神可，进食种类和进食量有所增加，进食过饱或进食难消化食物仍觉脘腹部胀满，少有恶心、欲呕感，耳鸣频次较前减少，寐安，二便自调。

第三节　糖尿病及其并发症

糖尿病（Diabetes Mellitus，DM）是一种由遗传基因决定的与感染、肥胖等环境因素促发有关，临床以高血糖、高血脂、高黏倾向为主要标志的全身慢性代谢性疾病。其基本病理生理机制涉及胰岛素分泌不足、胰岛素抵抗、肝脏葡萄糖生成过多、脂肪代谢异常等多个方面。临床以多饮、多食、多尿、消瘦为主要特征，常易并发多种急、慢性并发症。常见的并发症及伴随症有急性感染、肺结核、动脉粥样硬化、肾和视网膜等微血管病变及神经病变。糖尿病是常见病、多发病，糖尿病患者人数正随着人民生活水平的提高、人口老龄化、生活方式的改变以及诊断技术的进步而迅速增加。

【病因】

本病的病因和发病机制较为复杂，至今尚未完全阐明。糖尿病不是一个单一的疾病，而是包括遗传因素与环境因素在内的多种因素共同作用而引起的综合征。胰岛素由胰岛 β 细胞合成和分泌，经血液循环到达体内各组织器官的靶细胞，与特异性受体结合并引发细胞内物质代谢效应，该过程任何一个环节发生异常均可导致糖尿病。

（一）1型糖尿病（T1DM）

1.遗传因素

T1DM的遗传易感性涉及多个基因，包括HLA基因和非HLA基因，近年还发现许多与免疫耐受或调节有关的基因多态性与T1DM的易感性有关。

2.环境因素

（1）病毒感染：如柯萨奇病毒、风疹病毒等。

（2）药物副作用：部分新型肿瘤免疫治疗药物，如程序性死亡蛋白1抑制剂、程序性死亡蛋白配体–1抑制剂、细胞毒性T淋巴细胞相关抗原–4抑制剂等。

3.饮食因素

母乳喂养时间短或者缺乏母乳喂养的儿童，1型糖尿病的发病率增高，可能与肠道免疫失衡有关。

4.自身免疫

（1）体液免疫：发现90%新诊断的T1DM患者血清中存在针对 β 细胞的单株抗体，如胰岛细胞抗体（ICA）、胰岛素抗体（IAA）、谷氨酸脱羧酶抗体

（GADA）等。这些抗体的检测可预测T1DM的发病，即确定高危人群，并可协助糖尿病分型及指导治疗。

（2）细胞免疫：一般认为发病经历3个阶段，免疫系统被激活、免疫细胞释放各种细胞因子及胰岛β细胞受攻击导致胰岛炎。

（二）2型糖尿病（T2DM）

1.遗传因素

参与发病的基因多，参与发病的程度不一，遗传因素主要影响β细胞功能。

2.环境因素

包括体力活动不足、营养过剩、人口老龄化、子宫内环境及应激、化学毒物等。在遗传因素和上述环境因素共同作用下所引起的肥胖，与胰岛素抵抗和T2DM的发生密切相关。

【症状】

本病是一种慢性进行性疾病，T1DM起病急、病情重、进展快，T2DM患者绝大多数起病缓慢，病程漫长，早期轻症患者可无症状，常以糖尿病的并发症就医而获确诊，但重症和有并发症者症状明显。"三多一少"症状，是糖尿病的典型表现。T1DM"三多一少"症状多数较明显，但半数以上的T2DM往往无典型的"三多一少"症状，甚至无任何症状，不少患者因慢性并发症、伴发病或仅在健康体检时发现高血糖而诊断为糖尿病。

1.多尿

血糖增高导致肾小球滤出的糖不能完全被肾小管重吸收，发生渗透性利尿，出现多尿。排糖越多，尿量也越多。

2.多饮

由于高血糖和多尿失水，血浆渗透压进一步增高，下丘脑口渴中枢受刺激而出现烦渴多饮，其程度与血糖浓度和尿量成正比。

3.多食

由于不能有效利用葡萄糖作为能量的来源，机体处于半饥饿的能量缺乏状态，为了维持机体活动，患者常出现易饥、多食。

4.消瘦

外周组织对葡萄糖的利用障碍，促使脂肪和蛋白质的分解增多，发生负氮平衡而逐渐出现乏力、体重减轻，在儿童则生长发育受阻。

5.并发症

（1）眼睛：血糖长期升高可导致视网膜血管病变，引起视力下降甚至失明。糖尿病患者发生白内障、青光眼等眼病的机会也明显增高。

（2）足部：足部受伤后伤口难以愈合，可出现伤口感染和溃疡（糖尿病足）。病情严重者，可发生全身感染和骨髓炎等，治疗效果差时可导致截肢。

（3）心血管：动脉粥样硬化的危险因素，如肥胖、高血压、血脂异常等，在糖尿病人群中发生率高。因此，糖尿病患者患动脉粥样硬化的患病率较高、发病更早、病情进展较快。

（4）肾脏：造成糖尿病肾病，最终可能引致肾功能衰竭，是糖尿病致死的重要原因。肾功能衰竭严重时需要依靠透析和肾移植来维持生命。

（5）神经：最常见的是多发性神经炎，产生肢端感觉异常，感觉过敏、刺痛、灼热感、袜套样的感觉，是导致糖尿病足的主要原因。糖尿病还可以影响自主神经系统，导致胃肠功能、生殖系统功能和心脏功能的紊乱。

（6）其他：糖尿病容易并发各种细菌、真菌感染，如反复发作的肾盂肾炎、膀胱炎，疖、痈等皮肤化脓感染，足癣、体癣等真菌感染等。

【西医诊断】

1.诊断依据

根据《中国糖尿病防治指南（2024版）》诊断标准确诊糖尿病，患者以糖尿病常见的并发症而首诊。

2.诊断标准

典型糖尿病症状加上随机血糖≥11.1mmol/L；或加上空腹血糖≥7.0mmol/L；或加上OGTT 2h血糖≥11.1mmol/L；或加上HbA1c≥6.5%。

【中医辨证】

本病属中医学"消渴"范畴。其病因病机为素体阴虚，禀赋不足，五脏虚羸，饮食不节，过食肥甘，复因情志失调，劳欲过度，导致肾阴虚损，肺胃燥热；病延日久，阴损及阳，阴阳两虚。临床表现以肺热津伤为主者，称之为上消；以胃热炽盛为主者，称之为中消；以肾阴亏损为主者，称之为下消。三消常合并出现，或各有侧重。

1.燥热伤肺证

烦渴多饮，口干咽燥，多食易饥，小便量多，大便干结。舌质红，苔薄黄，脉数。

2.胃燥津伤证

消谷善饥，大便秘结，口干欲饮，形体消瘦。舌红苔黄，脉滑有力。

3.肾阴亏虚证

尿频量多，浑如脂膏，头晕目眩，耳鸣，视物模糊，口干唇燥，失眠心烦。舌红无苔，脉细弦数。

4.阴阳两虚证

尿频，饮一溲一，色混如膏，面色黧黑，耳轮枯焦，腰膝酸软，消瘦显著，阳痿或月经不调，畏寒面浮。舌淡，苔白，脉沉细无力。

【针刺疗法】

（一）2型糖尿病

1.主穴

脾俞、曲池（鬼臣）、中脘、血海、足三里、三阴交、内庭。

2.配穴

烦渴口干加鱼际、承浆（鬼市）或金津、玉液；多食易饥、大便干结加胃俞、三焦俞、丰隆；多尿、盗汗、腰酸耳鸣加复溜、肾俞、关元；腹泻、身倦加阴陵泉、上巨虚。

3.操作方法

选用0.32mm×40mm的毫针，75%酒精棉球对医者手指和患者所刺穴位常规消毒，患者先俯卧位，选取脾俞（向内斜刺15~20mm）针刺得气，行捻转平补平泻手法10秒后不留针，再仰卧位，对其他穴位进行针刺，血海、足三里、三阴交、曲池、中脘直刺入25~30mm，内庭浅刺入3~5mm。留针30分钟，隔10分钟捻转平补平泻行针1次，每穴行针约10秒，隔日治疗1次，每周治疗3次，一个月为1个疗程，连续观察3个疗程。

4.取穴依据

目前2型糖尿病发病主要原因是胰岛素分泌的相对不足，或进一步出现绝对不足，即胰腺分泌功能障碍。在中医学里，胰归属脾，脾胰同源，脾失健运是其发生的重要病机。针刺脾俞，可以恢复脾的运化功能，使水液的循行和敷布恢复正常，从而达到治疗糖尿病的目的。血海为足太阴脾经要穴之一。足三里是胃经合穴、胃的下合穴，不仅有补中益气、和胃祛邪的作用，还可以帮助恢复水液代谢的正常功能。三阴交为足三阴经交会穴，可养胃阴，补肝肾，清虚热。

（二）糖尿病胃轻瘫

1.主穴

大陵（鬼心）、上星（鬼堂）、风府（鬼枕）、劳宫（鬼窟）、申脉（鬼路）。

2.操作方法

嘱患者取坐位，采用0.30mm×40mm毫针进行针刺，待患者有酸麻胀痛等针感后，行提插捻转平补平泻法5分钟，留针10分钟后再行提插捻转平补平泻法5分钟，留针10分钟后起针。每日1次，6次为1个疗程，连续治疗2个疗程，疗程间休息1天。

3.取穴依据

糖尿病胃轻瘫是糖尿病常见的并发症之一。可归于"消渴"兼"痞满""恶心""呕吐""反胃""积滞"等范畴。脾胃升降乖戾，胃不受纳降浊，脾不运化升清，水谷不化，上逆而吐是其主要病机。大陵宁心安神；上星、风府通督调神；申脉为八脉交会穴之一，通阳跷脉；劳宫清泄心火。

（三）糖尿病面神经炎

1.主穴

四白透巨髎，地仓透颊车（鬼床）、瞳子髎透太阳、合谷、足三里。

2.配穴

气滞血瘀者，配太冲、三阴交、血海；痰浊内阻者，配丰隆；利水配以肺俞、列缺；气虚血亏者，配百会、心俞、脾俞。

3.操作方法

均用平补平泻手法行针1~2分钟，留针20分钟，每天针刺1次。

4.取穴依据

糖尿病面神经炎为糖尿病常见的并发症之一，面神经损害是非特异性炎症，急性起病，常因治疗不当或不完全而出现面肌痉挛或连带运动等后遗症。四白透巨髎，地仓透颊车、瞳子髎透太阳，以调局部经气，使肌肉弛张有力。循经远取合谷，取"面口合谷收"之意。取足三里以扶正固本。

（四）糖尿病视网膜病变

1.主穴

攒竹、睛明、瞳子髎、鱼腰、承泣、四白、太阳、丝竹空、上星（鬼堂）。

2.配穴

阴虚配涌泉、三阴交、肾俞；气虚配气海、关元、脾俞、血海以及肝俞。

3.操作方法

眼周穴位予以强刺激疗法，其余各个穴位提插捻转7次。

4.取穴依据

攒竹为足太阳经穴，疏调眼部气血。承泣、睛明、太阳可疏通眼部经络，上星属督脉，清泻阳经之热。

（五）糖尿病周围神经病

1.主穴

肺俞、脾俞、肾俞、太白、太渊（鬼心）、太溪、百会、关元、足三里。

2.操作方法

先嘱患者俯卧位，选0.32mm×40mm毫针，穴位常规消毒，医者手亦用75%酒精棉球消毒，其中肺俞、脾俞以45°向脊柱方向斜刺0.5~0.8寸，肾俞直刺1.2~1.5寸，分别进针得气后；肺俞行泻法，脾俞、肾俞行捻转补法，均留针30分钟，每15分钟行针一次，每次每穴10秒左右。出针后，患者改取仰卧位针太白、太溪直刺0.5~0.8寸，太渊避开桡动脉，直刺0.3~0.5寸，各穴进针得气后，用捻转补法，亦留针30分钟，每15分钟行针一次，每穴行针10秒左右。

百会、关元、足三里选用灸用太乙药条，在相距穴位皮肤2~3cm作温和灸至皮肤出现红晕为度，每穴5分钟。

3.取穴依据

肺俞是手太阴肺经的背俞穴，能补肺气，治骨蒸潮热，盗汗等阴虚病证；太渊是手太阴肺经的输穴、原穴、八会穴之脉会，是肺经经气运行、聚集之处，俞原配合有润肺消渴的功效；脾俞是足太阴脾经的背俞穴，脾俞有健脾和胃、益气生津之效；太白是足太阴脾经的原穴，俞原相配有清胃降火之效；肾俞是足少阴肾经的背俞穴；太溪是足少阴肾经的原穴，俞原配合有补肾益气之效。肺脾肾三俞三原相配能有效调节五脏六腑气血的转输和经气的流通，使三焦气血通达，发挥其维护正气、抗御病邪的功能；关元穴是小肠的募穴，是足太阴脾经、足厥阴肝经、足少阴肾经与任脉的交会穴，故统治足三阴、小肠、任脉诸经病，具有补肾壮阳、温通经络、理气和血、补虚益损、壮一身之元气的作用。足三里是足阳明胃经的合穴，胃下合穴能补脾胃、益肝肾、活血祛瘀、治虚劳诸证。百会穴统督诸阳，为阳脉之海与任脉相通，阴阳贯通，故又能治诸阴经之疾。百会配足三里、关元有调理脾胃扶正培元，益气升提作用。

【验案举隅】

患者，男，65岁。2023年2月21日因"间断四肢末端麻木刺痛9年，加重4个月"就诊。患者9年前因血糖控制不佳，出现麻木刺痛症状，于当地医院就诊，确诊为2型糖尿病性周围神经病，未予系统治疗。4个月前无明显诱因上述症状逐渐加重。刻下症：四肢末端麻木刺痛，肢体困倦，面色暗沉，足肤干燥，偶口干渴，胸闷纳呆，寐差，不易入睡，小便调，大便黏滞，舌质暗红，苔白厚腻，脉沉涩。既往史：既往2型糖尿病15年。现予门冬胰岛素30注射液早22U、晚20U皮下注射。查体：四肢末端温度觉及触觉减退，10g尼龙丝试验阳性。

西医诊断：2型糖尿病性周围神经病。

中医诊断：消渴，痹证（痰瘀阻络证）。

治则：化痰散结，活血祛瘀，通络止痛。

选穴：足三里、解溪、三阴交、阳陵泉、合谷、手三里、曲池、外关、八邪、八风、阿是穴。

操作：选取0.25mm×45mm毫针，嘱患者仰卧位，进行穴位周围皮肤及医者操作双手消毒，八风、八邪共计16穴均斜刺0.3寸，足三里、解溪、三阴交、阳陵泉、合谷、手三里、曲池、外关均直刺，深度以得气为宜，得气后行提插捻转平补平泻法，依据患者产生的压痛点或其他阳性反应点选取阿是穴位置。留针30分钟，隔日1次。治疗15天为1个疗程。持续治疗2个疗程。针刺疗法治疗结束后，患者四肢末端刺痛症状消失，麻木症状明显缓解，无肢体困倦，足肤干燥明显缓解，偶口干渴，饮食可，寐安，二便调。治疗停止后1个月和6个月对患者进行2次随访，患者感觉良好，上述诸症均未复发。

第四节 慢性头痛

慢性头痛是指连续3个月以上，每个月发作15天以上任何形式的头痛。分原发性与继发性两种，原发性慢性头痛指每月头痛超过15天而没有器质性或系统性疾病，包括偏头痛、紧张性头痛和丛集性头痛；继发性头痛有脑外伤、脑肿瘤、脑炎、脑卒中和脑周围器官的病变引起的牵扯痛。临床中90%以上的头痛都属于原发性头痛，流行病学调查显示，中国内地18~65岁人群中，原发性头痛的发病率高达23.8%，其中紧张性头痛（10.8%）和偏头痛（9%）的发病率最高。原发性头痛的病程长，治疗困难，严重者甚至会影响患者的正常生活。

【病因】

1.原发性头痛

偏头痛、紧张性头痛、丛集性头痛、药物过量性头痛。

2.继发性头痛

颅脑疾病、头颈部疾病、全身性疾病、精神心理因素、外部刺激。

【症状】

因头痛就诊的患者中，近40%被诊断为慢性头痛。慢性头痛是一组异质性的头痛疾病，最常见的类型是慢性偏头痛和慢性紧张性头痛。

1.慢性偏头痛

偏头痛的特点是反复发作、常为搏动性头痛、多为偏侧，可伴有恶心、呕吐，一般持续时间为4~72小时，偏头痛持续状态者可持续72小时以上不缓解。偏头痛可发生于任何年龄段，首次发病多起于儿童和青春期，随着年龄增长，患病率逐渐升高，约40岁达高峰，此后逐渐降低。青春期前男女比例无明显差别，青春期后女性患病率增高较男性显著，成人男女患病率为1：2~1：3。

2.慢性紧张性头痛

紧张性头痛多于25~30岁发病，在30~39岁达发病高峰，之后随年龄增长略减少，患病率女性略高于男性，男女比例约为4：5。典型的头痛多为双侧，部位不定，可为枕部、颞部乃至全头部等，轻至中度的压迫性或紧箍样疼痛，持续数分钟到数天，日常活动一般不会加重，可伴有轻度恶心、畏光或畏声等。

【西医诊断】

（一）诊断依据

根据临床表现、检查进行诊断。诊断依据主要来源于《国际头痛疾病分类第3版（ICHD-3）》。

（二）诊断标准

1.慢性偏头痛

（1）头痛（紧张性样和/或偏头痛样）每个月发作≥15天，持续3个月以上，并符合（2）诊断标准。

（2）至少5次头痛发作，符合以下任何一项标准。

未治疗或未成功治疗，每次头痛发作持续4~72小时。头痛至少具备以下特征中的2项：a单侧性；b搏动性；c中或重度疼痛；d常规体力活动（如步行或上楼）会加重头。发作期间有至少1项以下表现：a恶心和/或呕吐；b畏光和畏声。1种或1种以上完全可逆的先兆症状：a视觉症状；b感觉症状；c言语和/或语言症状；d运动症状；e躯干症状；f视网膜症状。以下4种特征中至少具备两种：至少有一种先兆症状逐渐扩散≥5分钟和/或2种或2种以上症状接连出现；各种先兆症状单独出现持续5~60分钟；至少一种先兆症状是单侧的；先兆伴随头痛出现，或在其后60分钟之内出现头痛。

2.慢性紧张性头痛

（1）发作频次：平均每个月发作≥半个月，持续>3个月；每年≥6个月。

（2）持续时间：数小时至数日，或持续不缓解。

（3）头痛性质（4项中至少符合2项）：a双侧分布；b性质为压迫性或紧箍样（非搏动性）；c轻或中度疼痛；d日常生活，如走路或爬楼梯不会加重头痛

（4）伴随症状：a畏光、畏声或轻度恶心（3项中不超过1项）；b无中至重度恶心和呕吐。

（5）不能用其他疾病更好地解释。

【中医辨证】

本病在中医学中归属于头痛的范畴，中医又常称头风。本病主要是在感受风邪、情志内伤、饮食不节、忧思劳累、久病致瘀的基础上，造成肝、脾、肾等脏腑功能失调，风袭脑络、风阻内动、痰浊阻滞、瘀血阻络所致。

1.风邪外袭证

头痛以巅顶或前额为主，疼痛多呈胀痛或刺痛，遇风加重。恶风、恶寒、鼻塞、流涕，或见发热。舌苔薄白，脉浮。

2.肝阳上亢证

头痛以偏头痛或巅顶为主，头胀而痛，常因情绪波动而加重。眩晕、耳鸣、烦躁易怒、面红目赤。舌红，苔薄黄，脉弦有力。

3.痰浊中阻证

头痛多为全头痛，头重如裹，胸闷恶心，或伴呕吐痰涎。肢体倦怠，嗜睡，食欲不振。舌苔白腻或黄腻，脉滑。

4.气血两虚证

头痛以隐痛为主，反复发作，劳累后加重。神疲乏力，面色苍白，心悸气短。舌淡，苔薄白，脉细弱。

5.肾虚脑亏证

头痛以隐痛或空痛为主，呈间歇性或持续性，脑力活动后加重。腰膝酸软，眩晕耳鸣，记忆力减退。舌淡或红，苔少，脉沉细。

6.气滞血瘀证

头痛以刺痛为主，固定不移，夜间加重。记忆力减退，胸胁胀痛，或见面色黧黑。舌紫暗或有瘀斑，脉涩。

【针刺疗法】

（一）慢性偏头痛

1.主穴

本神、风府（鬼枕）、上星（鬼堂）。

2.配穴

风寒头痛配风门、列缺；风热头痛配大椎、曲池；风湿头痛配偏历、阴陵泉。肝阳上亢配太冲、侠溪、三阴交；肾虚脑亏配肾俞、太溪、三阴交；气血两虚配气海、足三里；痰浊中阻配中脘、丰隆；气滞血瘀配血海、膈俞。

3.操作方法

选用0.30mm×25mm一次性针灸针，风府直刺0.5寸，本神、上星平刺0.5寸，本神取患侧。以上诸穴均采取平补平泻手法以得气为度，留针30分钟。每日治疗1次，5日为1个疗程，共治疗4个疗程。

4.取穴依据

偏头痛大多属于少阳经病变。胆足少阳之脉起于目锐眦，上抵头角，下耳后，根据"经脉所过，主治所及"理论可知本神能治疗本经足少阳胆经病证，故本神能治疗偏头痛。督脉循行于脊里，上行入脑，上星、风府为督脉穴位，能治疗本经病变。此外，三穴均位于头部，故取三穴又符合近部取穴的原则。

（二）慢性紧张性头痛

1.主穴

上星（鬼堂）、百会、印堂、神门、脑户、风府（鬼枕）、郄门、通里。

2.操作方法

患者采取坐位，身体放松，腧穴局部给予常规消毒。上星透百会，沿皮以0.35mm×40mm毫针从上星透刺至百会，施以高频率小幅度捻转；印堂、脑户平刺0.5寸；神门、郄门、通里三穴均直刺0.5寸；风府取穴时嘱患者放松颈部，头微前倾，朝下颌方向缓慢刺入0.5寸。以上各穴均以平补平泻手法提插捻转，得酸麻胀感为最佳，均留针45分钟左右。每日1次，1个疗程为7天，总共4个疗程。

3.取穴依据

百会归属督脉，为手足三阳、督脉之会，经脉脏腑气血汇聚于此，贯达全身，故能贯通周身经穴，通达阴阳脉络，起到安神定志、通督调神、醒脑开窍、疏通脉络、调节人体阴阳平衡的重要作用。上星与百会同属督脉，上星透百会具有调节阴阳平衡，填精补髓，醒神开窍、平肝息风，益气养血的功用。印堂处于任督二脉经脉循行线之上，依据"经脉所过即主治所及"之说，可见本穴也有联络任督之脉，通调任督之气的作用。督脉上头通脑，脑户即为其入脑之门。足太阳膀胱经与督脉交会于此，为两经之会穴。脑喜清凉，脑户可放出头部郁热，可有醒脑通窍、安神止痛的作用。风府为头部各经脉汇聚之处，因此针刺本穴可有通督入脑，滋养脑髓之效。神门为手少阴心经原穴，使心所受之邪外出，邪去则神安，起到安神止痛的作用。神门为手少阴心经络穴，通腑清心使邪有去路而止痛。郄门为手厥阴心包经郄穴，既有调节心神之功，又有良好的缓急止痛之效。以上各穴配伍，共奏调理神气，疏通经络，畅达气血之功。针刺之法使得经络通畅、气血和缓、脏腑功能协调，阴阳调和，诸症遂消。

【验案举隅】

患儿，男，10岁。2021年7月8日就诊。主诉间断头痛4年余，加重3个月。患儿于2017年无明显诱因间断出现双侧颞部疼痛，伴头晕，次数较少，程度较轻，曾于久坐站立时晕厥1次，伴有一过性黑曚，休息后转醒如常。行头颅MRI平扫、颅脑动脉磁共振血管造影及相关检验等均未见明显异常，口服氟桂利嗪片、蛭芎胶囊及长春胺缓释胶囊等药物治疗，效果均不明显。上述症状呈进行性加重，逐步蔓延至前额部及巅顶部，并影响患儿日常生活及学习，同时伴纳差、恶心、腹痛等症状，口服益气清热类中药治疗，效果不佳。刻下症：头痛呈胀痛，持续时间长，剧烈难忍，以前额部、双颞部及巅顶部为主，夜间尤甚，烦躁易怒，频繁眨眼、弄舌，纳差，恶心，寐一般，大便干，小便调。

舌质淡，舌边红，苔白腻，脉弦。面色萎黄，记忆力、专注力近1年明显变差。外公及母亲有头痛病史。

西医诊断：偏头痛。

中医诊断：头痛，肝胆火旺证。

治则：清肝泻火，疏风止痛。

选穴：双侧太冲、阳陵泉、足三里、解溪、太溪、阴谷、率谷。

操作：嘱患儿取仰卧位，常规消毒后，选择长度适合的毫针进行针刺，太溪、阴谷、足三里采用常规针刺，行补法；率谷采用平刺，行平补平泻法；其余穴位采用常规针刺，行泻法。针刺得气后留针30分钟，同时加用特定电磁波照射双侧足三里、太溪、阴谷。出针后，行刮痧、游走罐及拔罐治疗。首先行刮痧治疗，嘱患儿取俯卧位，充分暴露颈、背、腰部，涂适量刮痧油后，用消毒后的砭石刮痧板先沿督脉从腰俞至大椎进行刮痧，再沿膀胱经的两条分支从天柱分别刮至白环俞及秩边，先刮左侧膀胱经后刮右侧。刮痧过程中刮痧板与皮肤呈45°角，力度应适中，且要顺着经络循行方向单方向刮拭，以皮肤出痧为度（若患儿不易出痧，不必强求出痧）。之后行走罐治疗，在施术区域涂抹均匀刮痧油后，选择合适的消毒玻璃罐吸附于施术部位，吸附的力度不宜过大，以患儿能耐受的程度行走罐治疗，治疗部位及顺序同刮痧疗法，走罐的速度要缓慢均匀，直至皮肤出现红色或紫黑色痧斑。最后沿膀胱经内侧线分别从两侧大杼拔罐直至白环俞，留罐3~5分钟。

疗效：治疗后，患儿头痛明显缓解。7月14日复诊：患儿头痛已完全消失，余症明显减轻，故未予再次治疗。嘱患儿日常调畅情志，注意休息，适度锻炼。1、3个月后进行随访，患儿未再头痛。

第六章

十三鬼穴的现代研究进展

第一节　穴位结构与解剖基础

穴位即腧穴，是人体脏腑经络之气输注于体表的特殊部位，这种特殊性有三个方面，一是局部感觉，二是结构，三是功效。

穴位受到刺激时会有一种区别于刺激其周围组织不同的特殊感觉，如酸、麻、胀、痛。穴位在内脏病变时出现外周痛觉过敏、痛觉异常和体表感受面积扩大现象，是脊髓及脊髓上中枢不同水平对内脏伤害性传入产生的功能易化或敏感化的结果，与外周和中枢敏化机制密切相关。中枢机制主要与体表－内脏会聚易化学说和突触可塑性变化相关，外周机制主要与轴突反射、背根反射和背根神经节神经元的偶联激活相关。内脏病变时，伤害性信息以背根反射和轴突反射的形式逆向传至外周皮肤感觉神经末梢，引起相应体表位域发生神经源性炎性反应，表现为局部伤害性神经肽如降钙素基因相关肽和P物质分泌增加，引起血管扩张、血浆渗出和肥大细胞聚集，脱颗粒并促进组胺、5-羟色胺、前列腺素、缓激肽、神经生长因子等炎性物质的释放。"炎性池"环境通过激活C类沉默型伤害感受器从而使介导敏化范围扩大、痛觉过敏和触诱发痛。

大到器官，小到分子，结构决定功能。功能是结构的外在表现，结构是功能的内在基础。穴位既然有不同于其周围组织的穴感，也必然会有相应的解剖结构。这种解剖结构既可能是以往未发现的特殊新结构，也有可能是既有结构的未知功能。古人认为穴位有类似洞穴的结构。洞口是穴位的入口，相当于穴位的体表定位，洞底是产生"穴感"的结构，洞口至洞底的路径即穴道。针尖刺激到洞底结构或按压传达到洞底结构，受试者就会产生"穴感"。

十三鬼穴涉及任脉、督脉、手太阴肺经、手阳明大肠经、足阳明胃经、足太阴脾经、手厥阴心包经和足太阳膀胱经，针刺十三鬼穴推动经气循环，由下焦元气而化一气，一气周流，循环不息。周身经络气机畅通，行之不病，正与孙思邈"针灸之法，宜应精思，必通十二经脉"理论相应。十三鬼穴大多位于四肢末端或血管、神经末梢丰富之处，其中井穴3穴，督脉3穴，任脉2穴，头面肢体末端5穴。肢端是十二经脉的起点或止点。在四肢，人体的血管、神经等重要组织结构位于屈侧或内侧，可以避免受到损害或减少受损害的程度，这是人类进化的结果。同样的道理，在肢体内部，重要的组织结构位于肌肉、肌腱、骨三者的间隙中或骨凹陷处，也是为了避免或减少损害。但是，重要的组织结构即使位于间隙或凹陷中，在日常生活劳动中仍有被损害的可能，于是这些部位进化出了不同于体表皮肤感觉的"穴感"。当外力触碰到这些部位时，"穴感"会让人体出现反射性或反应性的躲避动作，以避免受到进一步的损害，并在大脑中产生记忆以躲避此类损害。

临床上针刺部分鬼穴或完整针刺处方，可通过任督二脉、部分五输穴调节阴阳，促进机体阳气运行，调整脏腑，疏通经络，从而改善情志疾病，达到"阴平阳秘、精神乃治"的状态。在十三鬼穴中，水沟、风府、上星督脉3穴为最，督脉"上额交巅上，入络脑"，外加申脉所属膀胱经亦"从巅入络脑"，而脑为元神之府，传神机变动，至四肢百骸，上穴合用，通督调神，醒脑开窍；加心包经大陵、劳宫2穴，代心受邪，主神明而安神志，配合海泉刺络放血，开心之苗窍，清心安神良效。针刺十三鬼穴六阴六阳穴及任督脉交会穴，通调一身阴阳，刺激经气运行，改善脏腑功能，调养形神，从而防治精神情志疾病。

现代研究认为，脑和脊髓是督脉发挥功能的实质载体，大脑作为高级中枢，支配人的记忆、思维、运动和感觉等功能。脊髓是脑干向下的延伸，是中枢神经系统的低级部分。刺激督脉穴位的传入活动沿双侧脊神经，通过背根神经节传入脊髓背角神经元，诱发脊髓背角的次级感觉神经元兴奋，在相应脊髓节段对穴位刺激产生信号响应并逐级上传，形成周围神经与脑之间的传入通路。从神经解剖学角度看头面部穴位感觉传递主要受三叉神经的眼支（V_1）、上颌支（V_2）和下颌支（V_3）3个分支的传入纤维支配。三叉神经的眼支直接或间接地投射到大脑，感觉信息从眼支发送到脑干的三叉神经核，三叉神经核与含有5-羟色胺（5-HT）产生神经元的中缝背核（DRN）和含有去甲肾上腺素（NE）产生神经元的蓝斑（LC）密切相关，构成上行投射系统的脑干网状结构，调节已知与抑郁症相关特定单胺类神经递质的活性，增强中枢神经系统NE功能和5-HT再摄取，从而发挥抗抑郁作用。如十三鬼穴之水沟受V_2支配，多适用于治疗昏迷、中风等脑血管疾病。临床研究发现，持续性电刺激两侧眼眶的眶上神经（三叉神经V_1支）和两侧眶下神经（三叉神经V_2支）皮肤处靶点能够改善脑损伤后意识障碍昏迷患者的觉醒水平，与临床应用水沟治疗昏厥相合。通过针刺水沟可以将三叉神经和面神经刺激信号作用至脑干，使三叉神经感觉通路和脑干网状结构之间联系更紧密，激活脑干网传上行激活系统（ARAS），起到改善呼吸节律、升高血压等"醒脑开窍"作用，成为促进觉醒的潜在靶点。在脑血管上布散的感觉神经纤维同样是由三叉神经节所支配。通过刺激水沟介导解除脑血管痉挛，改善脑部血流供应，提高脑脊液降钙素基因相关肽（CGRP）的浓度，进一步引起受损处脑血管舒张。这可能是电针水沟刺激V_2的终末端从而改善脑血管功能的神经反射途径。

第二节　针灸现代机制研究

从针灸现代机制研究的视角下探寻十三鬼穴奥秘，从中医作用及研究结果来看，针灸效应是多靶点，多途径的。十三鬼穴作用靶点不仅包括以海马体和杏仁核为代表的边缘系统神经回路，以及前额叶皮层、外侧缰核等特定脑区，也涉及血清、脑-肠轴、脑-肝轴等脑病研究的常见相关目标，相应的机制包括抗炎、抗氧化、增强神经元可塑性、神经保护、神经营养、神经递质、免疫等信号通路。

中枢神经系统神经递质调节的针灸研究是最早进行的，这为十三鬼穴作用的动物实验研究铺平了道路。然而，这可能仅反映了针灸治疗的结果，而不是其潜在机制。针灸已被证明可以抑制HPA轴的过度活动，针灸对HPA轴的调节也已被广泛研究和进一步探索。针灸已被证明可以增加脑源性神经营养因子（BDNF）的表达，许多实验已证实了这一点，使BDNF成为针灸在脑病中作用的客观评价指标。针灸改善神经可塑性，抑郁动物的神经可塑性可逆地恢复到不同程度。针灸抑制神经炎症，针灸介导（LHB）的抑制，针灸对LHB的直接或间接作用值得进一步研究。针灸影响丝裂原活化蛋白激酶（MAPK）相关细胞信号通路，MAPK与细胞生长、增殖、分化和凋亡等重要生理过程密切相关，反映了针灸的作用。针灸影响表观遗传调控，并影响BDNF等因子的表达，这与增加BDNF的研究一致，形成了前后印证。关于针灸调节"脑+X轴"的研究与针灸作为多靶点治疗、能够调节整体身体状态的观念一致，可能更接近针灸疗疾的作用机制。

一、调节神经递质

针灸可以调节单胺神经递质的释放和活性。抑郁状态可拮抗大脑皮质和神经突触内抑制性神经递质5-羟色胺（5-HT）表达。临床观察显示，针刺十三鬼穴联合认知疗法可升高抑郁症患者血清5-HT水平，有效缓解肝郁气滞型抑郁症。十三鬼穴联合扶阳抑阴针刺法可上调5-HT、γ-氨基丁酸表达，改善抑郁症状，实现调节阴阳、扶正纠偏功效。在多个动物模型中发现了针灸调节5-HT相关信号的证据。针刺十三鬼穴之上星、大陵发现模型大鼠血清、海马区单胺类递质5-HT、多巴胺水平显著提高，实现抗抑郁作用。此外，针灸还可以提高皮质、海马体、丘脑和下丘脑中5-HT1A受体的表达，以及皮质和丘脑中的5-HT1B表达。大量研究证实针灸对脑神经递质的影响，针刺十三鬼穴可通过调节5-HT、γ-氨基丁酸等神经递质，治疗神经精神疾病，这可能是针灸在脑病起效的研究方向，然而，关于针灸如何影响神经递质的进一步证据仍有待研究。

二、改善神经可塑性

神经可塑性被认为与多种脑病密切相关。临床数据显示，许多脑病患者的BDNF水平显著降低。BDNF对大脑神经元的正常生理功能至关重要，并在神经元的生长和分化中发挥重要作用。作为一种与神经可塑性相关的分子，BDNF在调节神经发育中起着关键作用，能够提高相关脑区的神经可塑性，已成为针灸现代机制研究的热点。

　　针灸长期以来被广泛证明可以改善神经可塑性。针刺十三鬼穴中的上星和风府二穴，可改善抑郁模型大鼠外侧缰核的突触可塑性，其机制可能通过BDNF/酪氨酸激酶受体B（TrkB）/环磷腺苷效应元件结合蛋白（CREB）信号通路发挥作用。CREB是促进神经发育和神经元可塑性的关键转录因子，而胞外信号调节激酶（Extracellular Signal–Regulated Kinase，ERK）作为CREB的上游调控因子，参与调节其转录活性。针刺十三鬼穴中的上星和水沟二穴，可提高大鼠海马体中BDNF、磷酸化CREB（p–CREB）和磷酸化ERK1/2（p–ERK1/2）的水平，逆转大鼠的抑郁样行为。一项研究选取十三鬼穴中的上星和大陵二穴，可上调抑郁模型大鼠的神经可塑性蛋白BDNF和突触后致密蛋白95（PSD–95）的表达，增加大鼠前额叶皮质神经元数量，并改善树突棘的长度及密度。研究发现，钙调蛋白依赖性蛋白激酶Ⅱ（CaMKⅡ）的异常激活可拮抗BDNF受体，加剧神经兴奋性毒性，而针灸十三鬼穴可抑制该现象，下调大鼠外侧缰核中过度表达的蛋白和基因，缓解抑郁症状。尽管许多研究已发现针灸对BDNF的影响，但关于针灸如何增加BDNF的研究仍不够深入，针灸与BDNF之间的直接关系需要进一步探索和改进。

　　此外，微小RNA（MicroRNA）可参与突触可塑性、神经元凋亡和神经系统发育过程，在脑组织中表达丰富。针刺十三鬼穴联合头针丛刺可促进MicroRNA–335的表达，改善脑卒中后认知功能障碍。星形胶质细胞是神经系统中数量最多、分布最广的一类胶质细胞，可维持神经突触稳态。针刺十三鬼穴中的上星和风府二穴可提高抑郁模型大鼠星形胶质细胞的水平，控制抑郁症的发展。胶质纤维酸性蛋白（Glial Fibrillary Acidic Protein，GFAP）是星形胶质细胞活化的特征性标志物，其代偿性阳性表达可形成胶质瘢痕，阻碍神经元轴突再生及功能重建。电针十三鬼穴中的水沟可下调该蛋白的表达，改善缺血性脑卒中大鼠远隔部位的继发性损伤。研究发现，星形胶质细胞的内向整流Kir4.1钾通道参与调控外侧缰核神经元的极化和爆发，在抑郁状态下，外侧缰核、前额皮质和海马中Kir4.1钾通道蛋白的表达上调，而针刺十三鬼穴中的上星和大陵二穴可拮抗该结果，防治抑郁样行为。

在神经系统病理条件下，凋亡通路异常激活，释放胱天蛋白酶（Caspase）和B细胞淋巴瘤/白血病-2相关X蛋白（Bax）等促凋亡因子，加剧神经元结构功能损伤，破坏神经可塑性。针刺十三鬼穴中的上星和风府二穴可下调Caspase-1和凋亡相关颗粒样蛋白（apoptosis-associated speck-like protein containing a CARD，ASC）的表达，抑制神经元凋亡，改善抑郁症状。有研究发现，针刺上星和风府二穴干预抑郁模型大鼠4周后，可抑制Bax和Caspase-3的表达，同时上调B细胞淋巴瘤/白血病-2蛋白（Bcl-2）的表达。因此，针刺十三鬼穴可通过恢复BDNF等神经可塑性蛋白、核酸与基因的表达，维持星形胶质细胞稳态，抑制神经元凋亡，有效改善神经可塑性。针灸通过改善神经细胞和胶质细胞的表达来提高神经可塑性，这可能是针灸的抗抑郁机制。后续研究应更加关注针灸对星形胶质细胞和小胶质细胞的直接影响。

三、调控神经内分泌系统

临床观察发现，针刺十三鬼穴治疗后，抑郁症患者血清促肾上腺皮质激素、皮质酮激素水平明显降低，提示十三鬼穴可通过调节异常下丘脑-垂体-肾上腺轴发挥抗抑郁作用。一项研究证实选取十三鬼穴中的水沟、少商、隐白、大陵、上星，联合艾灸大椎、命门，可下调促肾上腺皮质激素、皮质酮激素表达，拮抗下丘脑垂体-肾上腺轴功能亢进，改善抑郁症患者负性情绪、睡眠障碍及胃肠道症状。针刺十三鬼穴中大陵、上星二穴可提高介导多种代谢及神经内分泌途径，缓解抑郁症状。因此，针刺十三鬼穴通过调控下丘脑-垂体-肾上腺轴发挥作用。

四、抑制神经炎症

近年来，炎症理论逐渐受到众多研究人员的重视，因为许多脑病患者表现出免疫失调。研究表明，促炎细胞因子如白细胞介素-1β（IL-1β）和肿瘤坏死因子（TNF）能够激活全身炎症反应，直接或间接介导多种疾病的发生。

研究发现，针刺十三鬼穴中的水沟、少商、隐白、申脉、劳宫和上星，联合督脉的大椎、脊中和命门，可以提高抗炎因子白细胞介素–4（IL–4）的水平，有效治疗抑郁症患者的神经炎症，发挥温阳祛邪、扶正解郁的作用。小胶质细胞作为中枢神经系统的免疫细胞，能够释放白细胞介素–1（IL–1）、肿瘤坏死因子（TNF）等炎症信号分子，参与调节神经炎症。研究显示，在抑郁模型大鼠中，针刺十三鬼穴中的上星和风府可以促使海马小胶质细胞极化并向抗炎型转化，同时抑制血清和海马中核苷酸结合寡聚化结构域样受体蛋白3（NLRP3）炎症小体、白细胞介素–13（IL–13）、白细胞介素–18（IL–18）和白细胞介素–6（IL–6）等促炎性细胞因子的表达，这表明针刺十三鬼穴可以通过拮抗炎症小体介导的神经炎症，预防和治疗抑郁样行为。因此，针刺十三鬼穴可以通过抑制促炎性细胞因子的表达，保护血脑屏障，恢复正常神经结构和功能，从而阻碍神经精神疾病的发生和发展。

针灸被认为具有抗神经炎症的作用。研究发现，针灸能够调节海马体和前额叶皮质（PFC）中细胞因子如白细胞介素–1β（IL–1β）和白细胞介素–6（IL–6）的水平，从而抑制炎症反应。在慢性不可预测温和应激（CUMS）模型中，针灸下调了Bax和caspase–3的表达水平，并上调了B细胞淋巴瘤–2（Bcl–2）的表达，显著降低了CUMS大鼠中肿瘤坏死因子–α（TNF–α）、核因子κB（NF–κB）和白细胞介素–18（IL–18）的水平。针灸还显著降低了PFC中NLRP3炎症小体成分和炎症细胞因子的水平。此外，针灸被发现可以提高血清和海马体中NLRP3、ASC、caspase–1、Gasdermin–D（GSDMD）和高迁移率族蛋白盒–1（HMGB1）的表达，恢复海马体中的小胶质细胞、星形胶质细胞和神经元。

针灸已被发现具有广泛的抗炎作用，具体而言，它可以减少如白细胞介素–1β（IL–1β）等促炎因子，并增加如白细胞介素–10（IL–10）等抗炎因子。针灸的抗炎作用与抗抑郁机制密切相关，这一点已在大量动物实验中得到证实。然而，针灸如何发挥抗炎作用并实现抗抑郁效果仍需进一步研究，这也为针灸抗炎机制的研究指明了方向。

五、改善氧化应激

氧化应激（OS）和线粒体自噬在多种疾病中发挥着关键作用。许多脑病患者会出现线粒体功能障碍。线粒体异常可能导致能量代谢紊乱，异常的线粒体功能还可能导致氧化应激、炎症和细胞凋亡。线粒体还参与神经递质的合成和调节，并涉及主要神经和精神疾病。研究发现，针灸可以缓解氧化应激和线粒体自噬。

针灸十三鬼穴还能显著降低 OS 产物如 ROS 和 H2O2，上调核因子 E2 相关因子 2（Nrf2）和血红素加氧酶-1（HO-1）的表达，调节 Nrf2/HO-1 以降低 OS 产物发挥作用。在实验中，电针在 CUMS 诱导的抑郁样大鼠中通过减少海马自噬体数量和 LC3 水平来部分抑制自噬，从而产生其抗抑郁作用。微结构研究结果一致，证实电针可能通过保护线粒体功能来改善大鼠的抑郁行为。针灸降低氧化应激相关因素水平，改善线粒体功能并影响抑郁模型动物中的线粒体自噬，这可能与其现代机制有关，值得进一步研究。

六、恢复神经电生理

目前常见神经电生理技术为事件相关电位，包括经典成分 P300 及 N1、N2成分，该技术主要用于记录脑区神经元活动变化。一项研究纳入 60 例广泛性焦虑症患者，选取 P300 成分观察针刺十三鬼穴时患者对靶刺激的反应、正确率，结果表明，针刺十三鬼穴可降低患者负性刺激过度警觉，提升注意控制能力，改善认知功能并调整焦虑情绪。吕子山对比针刺十三鬼穴治疗前后 N1、N2 成分波幅与潜伏期数据，发现干预后可降低广泛性焦虑症患者前额 N1 波幅，提高 N2 波幅，调节其负性情绪抑制功能，改善神经电生理。此外，针刺十三鬼穴可通过提高 N2 波幅，改善心理性、生理性失眠患者对睡眠的错误认知，恢复其正常睡眠状态。因此针刺十三鬼穴可恢复神经电生理，调节患者认知功能、情绪反应，尤其是注意力偏向的行为学异常。

七、对全身的调节

针灸作为一种多靶点疗法，被认为可以调节脑-肠信号轴。最早利用肠道微生物治疗疾病的人被认为是东晋名医葛洪，其著作《肘后备急方》存在"饮粪汁一升，即活"的记载。古老的中医一直向全世界证明着它的价值，这是一座伟大的宝库。近年来，肠道微生物与人类健康的关系被逐步揭开，研究还表明，肠道微生物可能在多种疾病的发病机制和治疗中起重要作用。不仅人类状态会影响肠道微生物的种类及丰度，如神经精神原因可能会导致肠易激综合征等，而且肠道微生物及肠道也会时时刻刻影响着人类，尤其是对于大脑的影响，这条双向的联系被称为"微生物–脑–肠轴"。

　　针刺十三鬼穴中大陵、上星二穴可提高厚壁菌门丰度，降低拟杆菌门丰度，提高两者比值（F/B），并介导多种代谢途径，缓解大鼠抑郁症状。选取十三鬼穴中水沟、上星二穴进行针刺干预，结果发现，可提高肠道菌群的丰度指数与多样性指数，改善菌群物种丰度，通过脑–肠–微生物轴逆转大鼠抑郁样行为。因此，针刺十三鬼穴通过调控下丘脑–垂体–肾上腺轴与脑–肠–微生物轴两条通路。针灸可以调节肠道微生物紊乱，改善大鼠中拟杆菌门与厚壁菌门的比例。电针逆转了这种变化，使脑–肠轴恢复到平衡水平。研究发现，针灸十三鬼穴可以预防和减少CUMS诱导的抑郁样表型，从而改善血清、肝脏和肠道微生物群的炎症。针灸通过肠–肝–脑轴减少由慢性不可预测的轻度压力引起的抑郁样行为。针灸十三鬼穴可能通过调节由HMGB1/TLR4信号通路介导的脑–脾轴来改善由CUMS引起的抑郁样症状，并减少杏仁核和周围血炎症的过度激活。越来越多的研究关注针灸对全身多个目标的影响，如脑–肠轴和脑–脾轴等，这与针灸疗疾的概念更为吻合，并且不是通过单一靶点起效，这可能更接近十三鬼穴的真相。

参考文献

［1］郭励园，王建军，王振，等.《抑郁症中西医结合诊疗指南》制定的思考［J］.世界科学技术－中医药现代化，2024，26（01）：12-18.

［2］国际中医临床实践指南焦虑症（2020-10-11）［J］.世界中医药，2021，16（08）：1188-1191.

［3］中华医学会神经病学分会睡眠障碍学组.中国成人失眠诊断与治疗指南（2023版）［J］.中华神经科杂志，2024，57（6）：560-584.

［4］贾竑晓，尹冬青.精神分裂症中医证候辨证分型标准专家共识［J］.现代中医临床，2022，29（01）：11-16.

［5］徐天朝，苏晶.针灸治疗精神分裂症的临床现状与思考［J］.中国中西医结合杂志，2010，30（11）：1130-1132.

［6］罗诚，周文全.针刺辅助治疗精神分裂症Ⅱ型综合征的研究［J］.现代中西医结合杂志，2006，（02）：148-149.

［7］董洪英，王秀云，刘公望.刘公望教授以十三鬼穴为主治疗精神情志病症验案举隅［J］.天津中医药，2009，26（01）：7-8.

［8］陶颖，侯文光，梁艳，等.鬼穴治疗神志病的临床应用及机制分析［J］.中国针灸，2015，35（02）：179-183.

［9］张明园.老年期痴呆防治指南［M］.北京：北京大学医学出版社，2007.

［10］郝闻致，唐凯锐，柳辰玥，等.双相情感障碍中医研究［J］.中国中医基础医学杂志，2022，28（07）：1199-1202.

［11］杨晴，张方圆，刘露，等.整合针灸方案治疗双相情感障碍经验［J］.中医杂志，2024，65（14）：1504-1509.

［12］谷婷，王瑞辉，柯增辉，等.孙思邈十三鬼穴治疗中风后遗症的辨证应用［J］.针灸临床杂志，2019，35（09）：1-4.

［13］朱冉冉，王津翔，潘蓓，等.脑卒中中西医结合康复临床循证实践指

南［J］.上海中医药杂志，2024，58（06）：1-11.

［14］韩辉.中风临证臻萃［M］.北京：人民卫生出版社，2020.

［15］周红海.脊柱相关疾病学［M］.北京：中国中医药出版社，2023.

［16］中华医学会神经病学分会，中华医学会神经病学分会头痛协作组.中国偏头痛诊断与治疗指南（中华医学会神经病学分会第一版）［J］.中华神经科杂志，2023，56（06）：591-613.

［17］虢周科.临床状态医学［M］.北京：中国中医药出版社，2017.

［18］孟宪军.抑郁症的中医调护［M］.北京：中国中医药出版社，2021.

［19］孟宪军.中医名家治疗抑郁症经验集萃［M］.北京：中国医药科技出版社，2021.